轻松读懂化验单

体检结果解读与个人健康管理

主编　蔚百彦

U0352184

西安交通大学出版社
XI'AN JIAOTONG UNIVERSITY PRESS

图书在版编目（CIP）数据

轻松读懂化验单：体检结果解读与个人健康管理/蔚百彦主编. —西安：西安交通
大学出版社，2015.5
ISBN 978-7-5605-7389-2

Ⅰ.①轻… Ⅱ.①蔚… Ⅲ.①实验室诊断—基本知识 Ⅳ.①R446

中国版本图书馆 CIP 数据核字（2015）第118455号

书 名	轻松读懂化验单——体检结果解读与个人健康管理
主 编	蔚百彦
责任编辑	赵文娟 秦金霞 郅梦杰
出版发行	西安交通大学出版社
	（西安市兴庆南路10号 邮政编码710049）
网 址	http://www.xjtupress.com
电 话	（029）82668357 82667874（发行中心）
	（029）82668315 （总编办）
传 真	（029）82668280
印 刷	陕西宝石兰印务有限责任公司
开 本	727mm×960mm 1/16 **印张** 15.5 **字数** 206千字
版次印次	2015年8月第1版 2015年8月第1次印刷
书 号	ISBN 978-7-5605-7389-2/R·859
定 价	28.50元

编委会

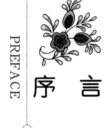

序 言

PREFACE

在生活节奏不断变快的今天，人们对健康的需求也在逐步增高，再加上近年来体检工作中现代设备、仪器的广泛应用，使得人们可以更方便地了解自己的身体状况，但是在这基础之上，仍有一个难题让患者迷惑，那就是一般人如何看懂化验单。化验单作为一种身体健康检查结果的指标，数字与数据几乎都是医学专用术语，往往只有医务人员才能看懂，一般患者可能只能听医生解释。一旦没有及时得到解释，他们只能看着化验单忧心忡忡，最想知道的就是化验单那些数据到底是代表什么意思，检验项目是否有异常，自己到底是得了什么病等。为了解决普通患者的这个难题，作者编写了这本《轻松读懂化验单》。该书几乎囊括了临床上所有常见的临床检查、疾病检查，包括感染性疾病检查和肿瘤筛查等，书中的每页几乎都插入了引人入胜的漫画插图，以便读者看书缓解疲劳之用。本书将各项目的检查的正常值、异常值及异常值在生理状况下和病理状况下存在的情况都加以说明，让读者一目了然。但此书由于编写时间过于仓促，不足之处，恳请各位读者和同行批评指正。

陕西省医学会院前急救分会主任委员
西安市第一医院院长

2015 年春

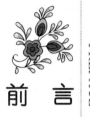

　　随着生活节奏不断加快，人们的观念也不断改变，对自身的健康问题也越来越重视。在日常生活中，不仅注重饮食、运动和心理等方面的养生保健，也越来越重视定期的健康体格检查。如今，借助先进的医疗设备和科学的数据，人们对自己健康状况的了解变得更加容易，对疾病的防治也更加方便。不再被动等待发病后才去医院救治，而是更加主动地预防疾病。人们已接受以预防为主，以健康为目的的医学理念，并深刻地意识到健康的重要性。因此，现在每年都要定期去医院做一次或多次健康检查。但是当我们面对满是医学数据的检查单时，只能听专业医师简单地回答正常与否，并不明白这些数据到底代表什么，自己距离危险数据又有多远。怎样才能终止这些危险的数据继续下去呢？偏离了正常范围，又会导致什么结果呢？为了帮助广大读者朋友能够迅速地读出检查单上数据的含义，我们编写了《轻松读懂化验单》一书。全书共十章，依次为：第一章：人体生命指征的意义和管理；第二章：血液一般检查值和健康管理；第三章：血液生化检查值及健康管理；第四章：

血液流变检查值及其健康管理；第五章：尿液、粪便和痰液检查值和健康管理；第六章：体液检查值和健康管理；第七章：器官功能检查值和健康管理；第八章：部分常用设备诊断指标和健康管理；第九章：肿瘤标志物检查及健康管理；第十章：感染性疾病的检查和其他。

本书并非单调地罗列数据，还包含了引起数据变化的可能病症，即各章节的"专家解读"，以及各种病症的防治与保健知识。这是一本集科学性、实用性于一体的书籍。不仅适用于广大读者自我解读检查单，还能更好地进行个人健康管理，而且也适合广大医务工作者和大专院校师生临床参考应用。

本书在编写过程，受到西安市第一医院体检中心全体同仁的大力支持，在此表示感谢！书中疏漏之处在所难免，敬请斧正。

目 录

第三章　血液生化检查值及健康管理•••••••••••••••••••••••• 037

第七章 器官功能检查值和健康管理···················121

肝功能检查

肾功能检查

肺功能检查

心功能检查

🐝 第九章 肿瘤标志物检查及健康管理•••••••••••••••••••••••• 197

🐝 第十章 感染性疾病的检查和其他••••••••••••••••••••••••••• 211

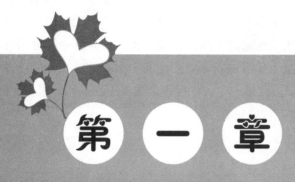

第一章

人体生命指征的意义和管理

生命指征是标志生命活动存在和质量的重要征象，是健康评估的重要项目。生命指征包括体温、呼吸、脉搏、血压、瞳孔和意识，这些项目都是可以观测到的，其观测值必须保持在正常范围。一旦生命指征出现异常，轻者说明发生疾病，重者就意味着濒临死亡甚至生命的终止。所以，生命指征对判断病情非常重要。比如一个人呼吸停止或血压测不到，情况就极其危险！

体温

◎体温测量方法

测量体温的方法通常有 3 种：口测法、肛测法和腋测法。这里主要介绍常用的简便、安全、不易发生交叉感染的腋测法。将体温计头端置于受测者腋窝深处，用上臂将体温计夹紧，10 分钟后读数。

读数方法是一手拿住体温计尾部，即远离水银柱的一端，使眼睛和体温计保持同一水平，读出水银柱顶端所对应的数字。读数时不要握体温计的水银柱端，这样手温会影响水银柱而造成测量不准；眼睛不要高于或低于体温计。测量时要注意腋窝处没有产热或者降温的物品，并且应该将腋窝的汗液擦干。另外，饮食 30 分钟后测量体温较为准确。正常体温腋测法的体温正常值为 36℃ ~37℃。

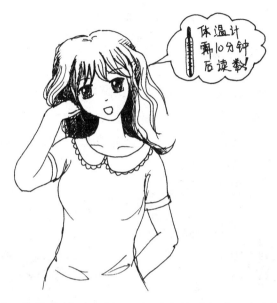

正常情况下，体温有波动，但 24 小时内波动幅度不超过 1℃。一般波动规律如下。

（1）早晨体温略低，下午略高。

（2）运动或者进食后体温略高。

（3）老年人体温略低。

（4）月经期前或者妊娠期妇女体温略高。

◎高热的标准

体温高于正常值称为发热，见于感染、创伤、恶性肿瘤、脑血管意外等。根据体温情况，发热可分为以下 4 级。

（1）低热 37.5℃ ~38℃。

（2）中度热 38℃ ~39℃。

（3）高热 39℃以上。

（4）超高热 41℃以上。

需要提醒的是，高龄老人的发热要特别引起注意，因其机体代谢减弱，体温反应不敏感，往往病情已很严重，体温确表现为轻度升高。

◎发热的急诊原则

（1）经过自行降温处理仍不降温者，应及时去医院检查治疗。

（2）发热并伴随呼吸困难时，应迅速拨打急救电话120或自行及时将患者送往医院。此时，患者和护送人员最好都戴上12层以上的棉纱布口罩。

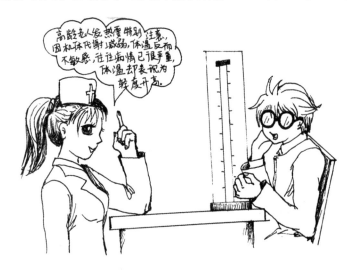

◎高热的现场处理

1. 积极降温

持续的体温升高对机体具有一定的危害，应当采取积极的降温措施。可以采取物理降温或药物降温。

（1）物理降温可以用乙醇（酒精）擦浴，使用冰袋等。酒精擦浴的方法是，在用毛巾冷敷前额的同时，取25%~50%的酒精或白酒，将纱布或干净手帕浸湿，轻轻擦拭患者前额、颈部、腋窝、肘窝和大腿根部（腹股沟）等处，酒精的快速挥发带走热量，从而迅速降低体温。也可使用冰袋物理降温。一般将冰袋放置于患者前额、枕后、颈部、腋窝、大腿根部。为防止久置冰袋给患者造成局部冻伤，要事先用毛巾或薄布将冰袋包好，并经常变换放置部位。可以购买冰袋，也可家庭自制冰袋，如到医院或药房买几个内装 500mL（100~250mL 适用于小儿）的输液袋，直接放入冰箱中冷冻备用。使用中要及时更换冰块已经融化的冰袋，保证较好的降温效果。

（2）药物降温低热一般不必使用退热药。中度热，特别是高热并伴有惊厥、抽搐时，应采用安全有效的退热药，但最好在医师指导下使用。

2. 注意补充液体和营养

卧床休息，要多喝开水，也可饮用蔬菜汁、果汁、清茶等。保证各种营养素的补充。

3. 注意增减衣服

在此期间应注意增减衣服，不宜过多，以利散热，但也不可太少，以免受寒。

4. 避免精神负担过重

突然发热，思想负担不要过重。由于小儿的体温调节中枢发育不完善，可能会出现体温升高至 40℃ 以上并有惊厥的现象，只要家长高度重视，及早就医，大多不会出现生命危险以及造成不良的预后。

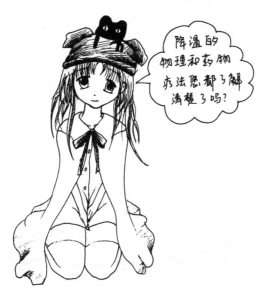

🐝 呼吸

呼吸频率、呼吸运动和呼吸节律可反映呼吸功能是否正常。

◎呼吸频率测量方法

呼吸频率为每分钟呼吸的次数。胸部一次起伏就是一次呼吸，即一次吸气和一次呼气。计算呼吸频率时要密切观察被检者的胸部，用带有秒针的钟或表记录被检者半分钟的呼吸次数，然后把测得的次数乘2，得到1分钟的呼吸次数，即呼吸频率。注意，如被检者呼吸不均匀，则应该测试1分钟。

◎正常呼吸频率

正常人呼吸频率为每分钟16~18次，呼吸频率与脉搏之比为1:4。新生儿呼吸频率约为每分钟44次，随着年龄的增长而逐渐减慢。

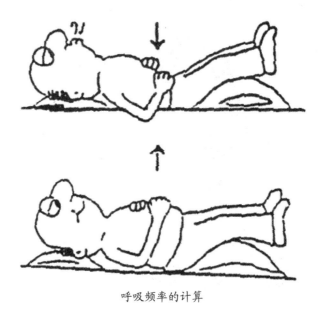

呼吸频率的计算

◎异常呼吸频率

一般呼吸频率超过每分钟 24 次为呼吸过快；呼吸频率低于每分钟 12 次为呼吸过缓。呼吸运动和呼吸节律的观察方法观察呼吸运动和呼吸节律时，被检者一般取坐位或者仰卧位，要脱去上衣，充分暴露腰部以上的部位。观察时室内环境要舒适温暖。

◎正常呼吸运动和呼吸节律

正常成人静息状态下，呼吸运动是平稳的；呼吸的节律是均匀而且整齐的，并且胸廓扩张度是左右对称一致的。异常呼吸运动和呼吸节律呼吸运动异常可表现为吸气费力和呼气费力。由于吸气费力可出现三凹征，即胸骨上窝、锁骨上窝、肋间皮肤和肌肉向内凹陷。呼吸节律异常可表现为呼吸不规则，忽快忽慢。

◎呼吸异常的意义

呼吸异常单一发生的情况很少见，往往还伴有其他重要生命指征的异常，如血压升高、心率增快等。下列疾病急性发作时往往会伴有呼吸异常，须视情况迅速拨打急救电话或自行及时将患者送往医院。治疗时机的延误会造成患者生命危险。

（1）支气管哮喘可引起呼气费力。

（2）慢性阻塞性肺疾病急性发作可引起呼气困难。

（3）慢性心力衰竭急性发作。

（4）糖尿病酮症酸中毒多伴呼吸节律深快。

（5）脑出血呼吸节律发生变化，可表现为周期性不规则呼吸、呼吸频率逐渐增加和呼吸深度逐渐减小并与呼吸暂停相互交替。

（6）咽部异物可引起吸气困难。

（7）镇静催眠药急性中毒多伴呼吸频率过慢且节律规则。

（8）临终呼吸节律发生变化，可表现为规则呼吸后出现长时间呼吸停止，然后又开始呼吸。

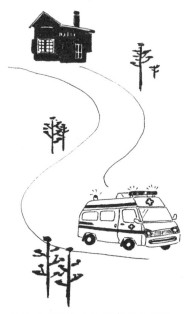

严重哮喘患者需要紧急送往医院

脉搏

◎脉搏的测量方法

脉搏，即动脉搏动。脉搏次数的测量主要用触诊。测量时应选择浅表动脉，如桡动脉。测量者以示指、中指、环指指腹平放于被测量者手腕桡动脉搏动处，两侧均需触诊以作对比。计数30秒钟的脉搏次数，然后乘2即为被测量者的1分钟脉搏次数，简称脉率。测量脉搏次数应该注意脉搏节律、紧张度和动脉壁的弹性等。

◎正常脉搏

脉率的快慢受年龄、性别、运动和情绪等因素的影响。正常成人脉率为每分钟 60~100 次，平均约每分钟 72 次。老年人较慢，平均约每分钟 55~60 次。正常人脉搏节律规则，不会出现脉搏间隔时间长短不一的现象。正常人脉搏强弱均等，不会出现强弱交替的现象。

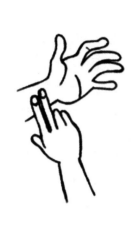
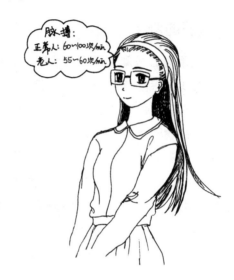

◎脉搏异常的意义

（1）发热脉搏加快。

（2）慢性阻塞性肺疾病急性发作可引起脉搏持续加快。

（3）糖尿病低血糖反应可引起心动过速，脉率加快。

（4）消化性溃疡出血脉搏可细而快。

（5）心绞痛脉率增快。

（6）急性心肌梗死脉搏细弱。

（7）心房颤动心跳与脉搏不一致，脉搏忽强忽弱。

（8）恶性心律失常心动过速，脉率加快。

（9）重症中暑可有脉率增快。

（10）急性毒品中毒脉搏可缓慢而弱。

血压

◎血压的测量方法

经常使用的血压测量方法是袖带加压间接测量法。具体操作方法是，被检查者禁烟 30 分钟，在安静环境下取仰卧位或坐位休息 5~10 分钟，上肢裸露（通常取右侧）伸直并且轻度外展，肘部与心脏处在同一高度，将气袖均匀地紧贴皮肤缠于上臂，使其下缘在肘窝以上约 3 厘米。气袖之中央位于肱动脉表面。检查者扪及肱动脉搏动后，将听诊器置于搏动处准备听诊。然后向袖带内充气，边充气边听诊，待肱动脉搏动声消失后，再充气使汞柱再升高 20~30mmHg，缓慢放气，双眼随汞柱下降，平视汞柱表面，根据听诊结果读出血压值。听到动脉搏动声第一响时的血压值为收缩压，声音消失或者突然变低钝时的血压值为舒张压。注：1mmHg=0.133kPa。

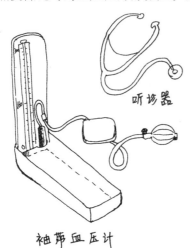

听诊器

袖带血压计

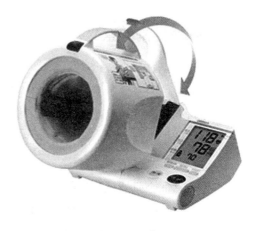

电子血压计

1. 正常血压

正常血压的高值：收缩压 130~139mmHg，舒张压 85~89mmHg；理想血压收缩压不超过 120mmHg，舒张压不超过 80mmHg。

2. 异常血压

按照正确操作测得的收缩压超过 140mmHg 或舒张压超过 90mmHg，就可认为是血压偏高。收缩压低于 90mmHg 或舒张压低于 60mmHg 则可认为是血压偏低。

◎血压异常的意义

1. 血压偏高

（1）心绞痛，可出现血压增高。

（2）先兆子痫，以血压增高为主要表现。

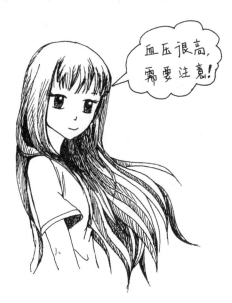

2. 血压偏低

（1）糖尿病高渗昏迷，可发生站立位时血压下降，甚至休克。

（2）消化性溃疡出血，出血量较大时血压可明显下降，严重者可出现休克。脉搏可细而快。

（3）宫外孕，可出现血压下降甚至休克。

（4）外伤，可引起失血过多，血压下降，发生休克。

（5）镇静催眠药物急性中毒，可发生血压下降。

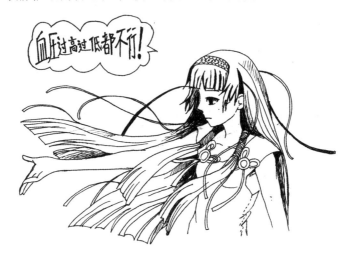

◎血压异常院前的紧急处理

（1）嘱患者平卧休息，保持安静，消除紧张情绪。

（2）头偏向一侧，解开患者颈部、胸部及腰部衣服，以免妨碍呼吸和血液循环。

（3）给予吸氧，尽量不要移动患者。

（4）随时测量并观察血压的变化。

（5）血压偏高者，可给予服用地西泮（安定）1~2片及以往医师配服的降压药物。

（6）对已经昏迷、抽搐者，应注意保持其呼吸道通畅。

（7）血压偏低者，注意保温，同时在患者双腿下面垫以叠起的外衣或软垫，尽可能抬高患者腿部，以保证患者脑部血流供应。

（8）腹泻引起休克时要补充液体，可给患者喝糖水、盐水。

（9）发生出血时要采取有效的止血措施。

瞳孔

◎正常瞳孔

眼球的正前方俗称黑眼球。黑眼球上被茶色虹膜包围的黑色小孔是瞳孔，正常瞳孔为圆形，直径 2 ～ 5mm，双侧等大。

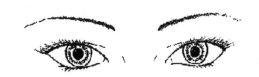

正常瞳孔

◎瞳孔观察的方法

观察瞳孔时首先要注意瞳孔的大小、形状，双侧是否等大、等圆。然后可做瞳孔对光反应检查。对光反应检查方法如下，清醒患者可以让其在检查时双眼注视正前方，先查左瞳孔，手电光由外向内移动，直接照射瞳孔，眼受到光线刺激后瞳孔立即缩小，移开光源后瞳孔迅速复原为正常。因为这种方法是光线直接照到患者眼睛，所以叫直接对光反应检查。还可以用手隔开两眼，用手电筒照射一眼，观察另外一眼的动态反应，因为光线不是直接照射到被检查的眼睛，所以叫间接对光反应检查。间接对光反应检查时另外一瞳孔立即缩小，移开光线，瞳孔扩大为正常。对于昏迷或不能配合的患者则需要用一手的拇指和示指扒开眼睑，然后另一手拿光源做上述检查。这时一般只能做直接对光反应检查了。

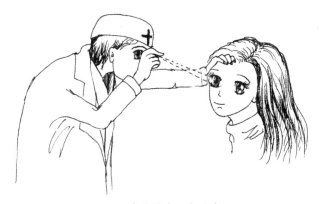

瞳孔直接对光反射检查

◎瞳孔异常的意义

瞳孔异常有助于对一些急病病情的判断。一些急病可发生的瞳孔异常，列举如下。

（1）瞳孔缩小：如有机磷农药中毒、镇静催眠药物急性中毒等。

（2）双侧瞳孔不等：脑出血。

（3）对光反应消失：昏迷。

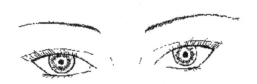

瞳孔缩小

（4）双侧瞳孔散大并有对光反应消失：濒死状态。

◎出现异常瞳孔就诊前的处理

瞳孔异常一般不会是急病仅有的征象，但是病情危重的信号，出现此种异常，应迅速拨打急救电话或自行及时将患者送往医院。在等候急救人员到来时应密切观察其他生命指征的变化，并采取相应的措施。

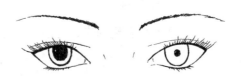

双侧瞳孔不等大

 意识

◎正常意识

意识是大脑功能活动的综合表现，即大脑对环境的知觉状态。正常人意识清晰，定向力正常，反应敏锐精确，思维和情感活动正常，语言流畅、准确，表达能力良好。

◎意识障碍的意义

急病发生严重的意识障碍多表现为以兴奋性降低为特点，思维和情感活动正常，语言流畅、准确，表达能力良好。判断意识状态可以通过与患者交谈来了解患者的思维、反应、情感、计算以及定向力等方面的情况。

◎意识障碍

意识障碍是指人对周围环境以及自身状态的识别和觉察能力出现障碍。意识障碍有两种，一种以兴奋性降低为特点，表现为嗜睡、意识模糊、昏睡直至昏迷；另一种是以兴奋性增高为特点，表现为高级中枢活动失调，包括意识模糊、定向力丧失、感觉错乱、躁动不安、言语杂乱等。

◎严重意识障碍的判定方法

意识障碍严重者不易通过上述表现判定，可通过痛觉实验以及瞳孔对光反应等检查判定患者意识障碍的程度。其操作方法分别如下。

1. 痛觉实验

用针尖轻刺皮肤，确定痛觉减退、消失或过敏区域。检查时应注意掌握刺激强度，可从无痛觉区向正常区进行检查，或自上而下，两侧对比检查。痛觉减退、消失可表现为对针尖刺激没有反应，肢体不躲避。

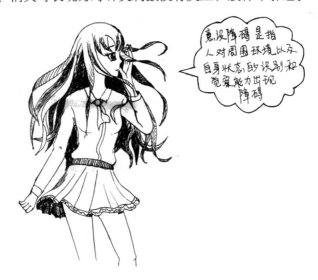

意识障碍是指人对周围环境以及自身状态的识别和觉察能力出现障碍

2. 瞳孔对光反应

对光反应消失经常发生在大脑严重受到损伤。

◎意识障碍的管理

急病发生严重的意识障碍多表现为以兴奋性降低为特点的昏迷。无论何种情况，发生昏迷必须迅速拨打急救电话或自行及时将患者送往医院。常见的可以伴有意识障碍的急病和慢性病急性发作如下。

（1）慢性病急性发作癫痫发作：肝性脑病、肝硬化大出血、糖尿病高渗性昏迷、糖尿病低血糖反应等。

（2）急病：急性脑梗死、中毒、中暑、急性感染等。在进行紧急呼救的同时，要密切观察患者的生命指征变化，采取相应的措施。

（3）将患者平放，并将其头部偏向一侧，以防止发生呕吐误吸堵塞呼吸道，保持患者呼吸道畅通。

（4）癫痫急性发作时要注意患者的安全。

（5）有条件的应给患者及时持续吸氧。

（6）仔细观察病情变化，一旦发现心跳、呼吸停止，立即进行心肺复苏。

（7）积极寻找可能的导致疾病的原因，比如注意患者身边有无写明病情的卡片、药瓶。保留好呕吐物、吃的剩饭菜等，尽量向急救医师提供有价值的诊断线索。

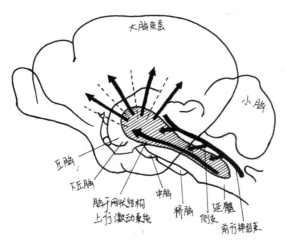

脑干网状结构上行激活系统示意图

上图箭头表示网状结构上行激活系统，是保持人体觉醒状态，任何原因导致脑干网状结构上行激活系统功能障碍，均可导致人处于深度嗜睡、昏迷及意识丧失。

（蔚百彦）

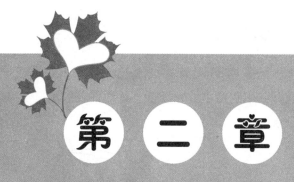

第二章

血液一般检查值和健康管理

白细胞计数测定

　　白细胞在人体内能够吞噬异物产生抗体,起到抵御病原体对人体的侵袭。形态上有核且透明,其中包括中性粒细胞、嗜酸性粒细胞、嗜碱性粒细胞、淋巴细胞、单核细胞。

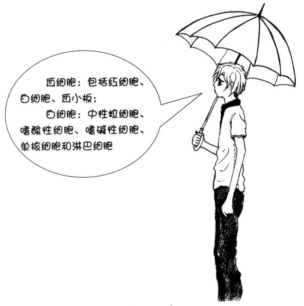

血细胞:包括红细胞、白细胞、血小板;

白细胞:中性粒细胞、嗜酸性细胞、嗜碱性细胞、单核细胞和淋巴细胞

正常参考值:成人 (4.0~10.0) ×10⁹/L

儿童 (5.0~10.0) ×10⁹/L

新生儿 (10.0~20.0) ×10⁹/L

◎临床意义

1. 增多

（1）生理性增多：出现在剧烈活动、情绪激动、体力劳动、妇女的月经期和排卵期、妊娠期、产后等。

（2）病理性增多：多见于急性感染、尿毒症、严重烧伤、急性出血、组织损伤、大手术后、白血病等。

2. 减少

当白细胞低于 $4 \times 10^9/L$ 为白细胞减少，当低于 $2.5 \times 10^9/L$ 考虑为异常情况，白细胞数量减少见于长期接触放射线、各种理化因素导致的中毒、肿瘤的放疗和化疗、脾功能亢进、自身免疫疾病、再生障碍性贫血、造血功能障碍等情况。

✿ 中性粒细胞测定

中性粒细胞来源于骨髓的造血干细胞，具有吞噬的杀菌作用，随血液迅速到达感染部位，在机体抗感染中发挥重要作用。

正常参考值：$(1.8 \sim 6.4) \times 10^9/L$

◎临床意义

1. 增多

（1）生理性的增多常见于婴儿、妊娠期妇女、吸烟人群，以及重体力劳动后。

（2）病理性的增多常见于急性感染和化脓性感染、恶性肿瘤、急性出血等。

2. 减少

（1）生理性的减少，见于 4~14 岁的儿童，以及女性月经期、绝经期。

（2）病理性的减少，常见于传染性疾病，再生障碍性贫血，粒细胞缺乏症，脾功能亢进和自身免疫性疾病。

嗜酸性粒细胞测定

嗜酸粒细胞是含嗜酸性颗粒的白细胞，具有吞噬作用。

正常参考值：（0.05~0.5）× 10^9/L

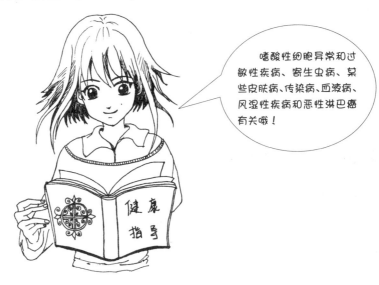

嗜酸性细胞异常和过敏性疾病、寄生虫病、某些皮肤病、传染病、血液病、风湿性疾病和恶性淋巴癌有关哦！

◎临床意义

1. 增多

常见于过敏性疾病、寄生虫病、某些皮肤病、传染病、血液病、风湿性疾病和恶性淋巴癌等。

2. 减少

常见于使用糖皮质激素、促肾上腺皮质激素，伤寒、副伤寒等疾病。

嗜碱性粒细胞测定

嗜碱粒细胞是含嗜碱性颗粒的白细胞，一旦发生炎症或异常免疫应答，它能迅速释放肝素、组胺和其他活性介质，参加过敏反应。

正常参考值：（0~0.1）×10^9/L

◎临床意义

1. 增多

常见于慢性粒细胞白血病、嗜碱粒细胞白血病、淋巴网状细胞癌、骨髓纤维化等，黏液性水肿，溃疡性结肠炎等。

2. 减少

Ⅰ型超敏反应，如荨麻疹、过敏性休克等，应激反应，如心肌梗死、严重感染或者出血等。

淋巴细胞测定

淋巴细胞是机体免疫应答功能的重要细胞成分。淋巴细胞主要分两类，分别参与体液免疫和细胞免疫。

正常参考值：成人（0.8~4）×10^9/L

◎临床意义

1. 增多

常见于病毒或者细菌所导致的传染病，急、慢性淋巴细胞性白血病。

2. 减少

常见于使用肾上腺皮质激素，长期接触放射线，产染病的急性期、细胞免疫缺陷等。

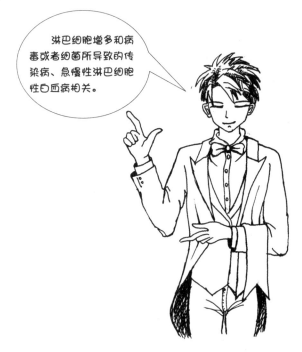

单核细胞测定

单核细胞是体积最大的白细胞，它来源于骨髓髓系干细胞，会随着血液循环迁移到全身各个器官组织中，分化成各种类型的巨噬细胞，吞噬有害物质。

正常参考值：$(0\sim0.8)\times10^9/L$

◎临床意义

1. 增多

（1）生理情况下的增多见于吸烟者和妇女的月经期。

（2）病理性的增多见于伤寒、结核、亚急性细菌性内膜炎等细菌感染、单核细胞性白血病、淋巴癌、恶性组织细胞等。

2. 减少

（1）生理情况下见于女性妊娠期或者是处于高海拔地区。

（2）常见于急、慢性淋巴细胞白血病和全骨髓功能不全。

感染性质和白细胞计数结果的关系见表 2-1。

表 2-1　感染性质和白细胞计数结果的关系

感染疾病	白细胞计数
一般细菌感染	白细胞↑ 中性粒细胞百分比↑ 淋巴细胞百分比↑
重症细菌感染	白细胞可略↑或正常，或↓ 中性粒细胞百分比↑，血涂片杆状核细胞常增多甚至大于中性粒细胞20%
局部病灶细菌感染	白细胞略↑或位于 9000~10000 区间 中性粒细胞百分比↑
病毒感染	白细胞总数正常或↓ 淋巴细胞百分比↑（常伴局部淋巴结肿大）
真菌感染	白细胞总数↑ 中性粒细胞↑
寄生虫感染	白细胞总数正常或略↑ 嗜酸粒细胞↑
过敏	白细胞总数正常 嗜酸粒细胞↑

❀红细胞计数测定

红细胞是血液中最多的有形成分，作为呼吸载体，主要功能是运输氧气和二氧化碳，协同调节维持酸碱平衡和免疫黏附作用，是通过红细胞中的血红蛋白实现的。

正常参考值：成年男性（4.0~5.5）×10^{12}/L

成年女性 （3.5~5.0） $\times 10^{12}$/L

新生儿 （6.0~7.0） $\times 10^{12}$/L

◎临床意义

1. 增多

（1）相对增多有如下原因时连续性呕吐、反复腹泻、排汗过多、休克、多汗、大面积烧伤等原因，大量失水，血浆量减少，血液浓缩，为暂时现象。

（2）绝对增多良性家族性红细胞增多症正常情况下比如高原生活、剧烈运动或体力劳动排除生理情况下的升高就要进一步检查排除原发病。

2. 减少

（1）各种原因引起的贫血。

（2）有原发病如各种炎症、结缔组织病、内分泌病。

红细胞沉降率测定

红细胞在一定条件下在单位时间内的沉降距离。红细胞的密度大于血浆密度，在地心引力的作用下产生自然向下的沉力。

正常参考值：成年男性 （4.0~10.0） $\times 10^{9}$/L

成年女性 （5.0~10.0） $\times 10^{9}$/L

儿童 （10.0~20.0） $\times 10^{9}$/L

◎临床意义

1. 加快

一般说来，除一些生理因素如女性的月经期、妊娠 3 个月以上至分娩后 3 周外，凡体内有感染或坏死组织的情况，血沉就可增快，提示有病变存在。在贫血、高胆固醇血症时血沉也可加快，所以说血沉增快的原因复杂，血沉是一种非特异性的试验，不能独立以诊断疾病。

2. 减慢

一般为病理性主要见于红细胞数量明显增多及纤维蛋白原含量明显降低时。

红细胞压积测定

红细胞压积是指红细胞在血液中所占的容积比值。

正常参考值：成年男性 0.42~0.50L/L（40%~50%）

成年女性 0.37~0.48L/L（36%~45%）

1. 增高

各种原因所致血液浓缩如大量呕吐、腹泻、大面积烧伤后有大量创面渗出液等，测定红细胞压积以了解血液浓缩程度，可作为补液量的依据。真性红细胞增多症有时可高达 80% 左右。继发性红细胞增多症系体内氧供应不足引起的代偿反应如新生儿、高山居住者及慢性心肺疾患等。

2. 减少

各种贫血或血液稀释，由于贫血类型不同，红细胞计数与红细胞比积的降低不一定成比例，故可以根据红细胞比积和红细胞计数血红蛋白的量计算红细胞三种平均值，以有助于贫血的鉴别和分类。

红细胞三项平均值测定

◎临床意义

三项红细胞平均值可进行贫血的形态学分类。根据血红蛋白量（MCH）、红细胞平均体积（MCV）和平均血红蛋白浓度（MCHC）三项平均值有助于分析贫血患者的红细胞形态特征。

正常参考值：MCV 82~100fl

MCH 27~34pg

MCHC 320~36g/L

各种贫血时三种红细胞平均值的比较见表2-2。

表2-2　各种贫血时三中红细胞平均值的比较

贫血类型	MCV	MCH	MCHC
大细胞性贫血	↑	↑	正常
正细胞性贫血	正常	正常	正常
单纯小细胞性贫血	↓	↓	正常
小细胞低色素性贫血	↓	↓	↓

◎健康指导

根据对红细胞平均三项的学习我们知道贫血分多种类型要对症下药，矫正不良的饮食习惯，积极治疗原发病和慢性出血性疾病，口服铁剂是治疗缺铁性贫血的有效药物。

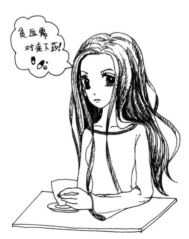

🦠 红细胞体积分布宽度测定

红细胞体积分布宽度测定是一项由血液分析仪测量获得的反映周围血红细胞体积异质性的参数。

正常参考值：39 ~ 46fl

1. 相对性增多

由于血容量减少造成，见于大面积烧伤、严重脱水、慢性肾上腺皮质功能减退症。

2. 继发性增多

见于慢性缺氧状态、肺部疾病、发绀性先天性心脏病、慢性风湿性心瓣膜病等。

3. 生理性增多

见于高原居民、胎儿和新生儿，剧烈劳动，恐惧，冷水浴等。

◎健康指导

考虑"缺铁性贫血"，加强营养，到当地医院血液科诊断明确后治疗。

🦠 血红蛋白测定

测定单位容积血液内血红蛋白的含量。

正常参考值：成年男性 130 ~ 170g/L；成年女性 100 ~ 150g/L；儿童 120 ~ 150g/L

1. 生理性增多

见于高原居民、剧烈劳动、恐惧、冷水浴等。

2. 病理性增多

由于促红细胞生成素代偿性增多所致，见于严重的先天性及后天性心肺疾病和血管畸形，如法洛四联症、发绀型先天性心脏病、阻塞性肺气肿、肺源性心脏病等。

◎健康指导

多喝水。多注意休息，不要疲劳过度。

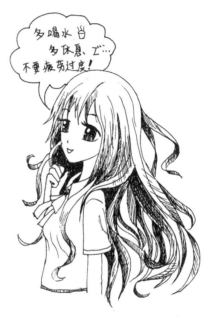

血小板计数测定

血小板计数测定是研究止血与凝血障碍的重要指标之一，也是其他血小板参数可靠性的基础，其检测结果的可靠性至关重要。（即有无出血倾向和有无止血能力）

正常参考值：平均值 125 ～ 350 10^9/L

1. 增多

（1）生理性增多：常见于运动和进餐后；

（2）病理性增多：常见急性大出血和溶血后感染、原发性血小板增多症、真性红细胞增多症、慢性粒细胞白血病等。

2. 减少

（1）生理性减少：常见于妇女月经前后；

（2）病理性减少：常见于血小板生成障碍，如再生障碍性贫血、急性白血病、脾功能亢进、急性放射病等。

◎健康指导

血小板减少的患者在饮食上要保证各种营养成分的供给，宜多食富含优质蛋白质、多种维生素和微量元素铁较多的蛋类、牛奶、豆类、新鲜蔬菜和水果、海产品等。

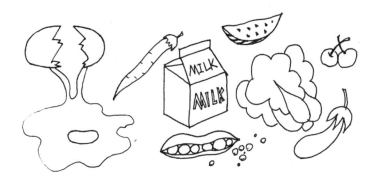

❀ 血小板宽度测定

血小板分布宽度测定是反映血液内血小板容积变异的参数，以测得的血小板体积大小的变异系数表示,血小板在正常范围内表明血小板体积均一性高。

正常参考值：9%～17%

血小板分布宽度增高：表明血小板大小悬殊，见于急性髓系白血病、巨幼细胞贫血、慢性粒细胞白血病、脾切除、巨大血小板综合征、血栓性疾病等。

◎健康指导

血小板数量正常,功能正常,那么血小板分布宽度增高是没有临床意义的,无需处理。

平均血小板体积

平均血小板体积（MPV）测定是指每一个血小板的体积,用于判断出血倾向及骨髓造血功能变化,以及某些疾病的诊断治疗。

正常参考值：6.5 ～ 12fl

1.MPV 增大

骨髓纤维化、原发性血小板减少性紫癜、血栓性疾病及血栓前状态。脾切除、慢性粒细胞性白血病、巨大血小板综合征、镰刀细胞性贫血。

2.MPV 减少

脾功能亢进、化疗后、再生障碍性贫血、巨幼细胞性贫血等。

◎健康指导

要结合血小板数量的变化来分析,这两项指标的变化常常是同时发生的,单一出现血小板平均体积的异常,尤其是轻度的异常,一般不具备临床意义。

🦠 大型血小板比率测定

大型血小板比率测定是指大血小板占总的血小板的比例。

正常参考值：13%～43%

1. 生理变化

运动进餐后血小板升高，休息后可恢复。

2. 病理变化

常见于急性化脓性感染、大型血小板比率偏高急性失血、脾切除手术后溶血性贫血、真性红细胞增多症、慢性粒细胞等。

◎健康指导

平时饮食注意，少食用高糖、高脂的油腻食物，尽量清淡饮食，多食用新鲜水果、黑木耳等。

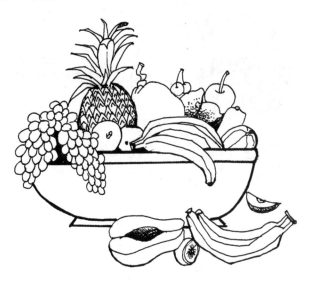

✿ 高铁血红蛋白测定

高铁血红蛋白测定主要是测定血浆中高铁血红蛋白的含量，用于诊断先天性高铁血红蛋白血症。在饮用含有亚硝酸盐等氧化剂的水，或苯胺、硝基苯等工业中毒时，则会引起后天性的含量增高。高铁血红蛋白如果超过总血红蛋白的 2% 以上，血液便呈暗褐色，而出现青紫症。

正常参考值：0.1 ~ 0.4g/dL

1. 生理性增高

高铁血红蛋白还原酶缺乏症、血红蛋白M症、先天性高铁血红蛋白血症等。

2. 病理性增高

常见于先天性高铁血红蛋白血症、饮用含有亚硝酸盐等氧化剂得水，或苯胺、硝基苯等工业中毒等。

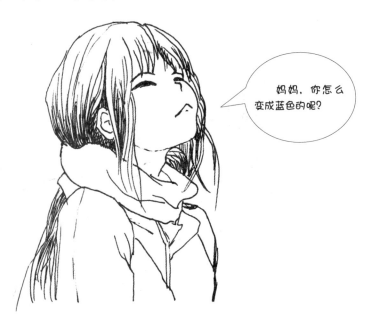

妈妈，你怎么变成蓝色的呢？

碳氧血红蛋白

碳氧血红蛋白用于一氧化碳中毒的鉴别诊断。

参考值：阴性

急性一氧化碳中毒可以根据典型临床表现和一氧化碳接触史来诊断，对昏迷患者无法采集病史时，常用碳氧血红蛋白定性实验测定进行鉴别诊断。

碳氧血红蛋白定性实验测定的临床意义：一氧化碳中毒显示阳性。

（刘倩、李杨、蔚百彦）

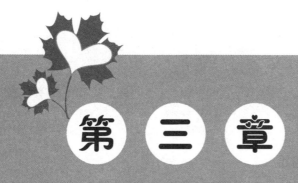

第 三 章

血液生化检查值及健康管理

C- 肽

C- 肽：所谓 C- 肽是指胰岛素原。

正常参考值：空腹 0.3~3.6ng/mL （不同试剂盒和不同实验室其正常值有差异）

◎ C- 肽测定

（1）可反映机体胰岛 β 细胞的分泌功能。

（2）对糖尿病患者的分型和低血糖症的鉴别有指导意义。

◎当测定值异常时

（1）生理性异常见于服用磺脲类、利尿剂、避孕药、双胍类、利福平等药物影响。

（2）病理性升高见于糖尿病、胰岛素瘤、低钾血症、妊娠、库欣综合征和肾衰竭等；

（3）病理性降低见于糖尿病、β 细胞产生胰岛素不足、外源性胰岛素和生长抑素抑制胰岛素产生。

◎健康指导

（1）运动及饮食控制血糖，要戒烟，以减少心血管疾病的发生；

（2）患者应定期检测尿蛋白和糖化血红蛋白，Ⅰ型糖尿病患者必须注射胰岛素；

（3）糖尿病患者本身容易发生低血糖，家人及患者本身应保持警觉，如果出现心慌、出冷汗、头晕、等现象，一定要适时补充糖分，必要时专科就诊。

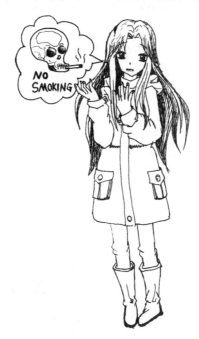

✿ 血糖

血糖（BG）：是指血液中的葡萄糖。血糖含量会随进食、运动等变化而有所波动。

空腹血糖（FPG）：是指在隔夜空腹（至少 8 个小时没有热量摄入）后，早餐前采的血，所测定的血糖值。FPG 为糖尿病最常用的检测指标；是监测糖尿病病情变化和治疗效果的

正常参考值：空腹 3.89~6.11mmol/L（不同试剂盒和不同实验室其正常值有差异）

◎当测定值异常时

（1）生理血糖波动见于餐后 1~2 小时，摄入高糖饮食、情绪激动等；降低见于饥饿、剧烈运动、营养不良、服用胰岛素、口服降糖药等。

（2）病理性增高见于糖尿病、库欣病、肢端肥大症、嗜铬细胞瘤、胰高糖素瘤、严重肝病、和胰腺炎等。

（3）病理性降低见于：胰岛细胞瘤、胰腺外肿瘤（纤维瘤、肉瘤、间皮瘤和肿瘤）、肾上腺功能不全、垂体功能减退、遗传性果糖不良症和肝病。

◎健康指导

（1）控制饮食，减少总热量的摄入。

（2）合理运动，减轻体重，保持良好的心情。主要以有氧运动为主。例如：散步、慢跑、打太极、骑自行车、做广播体操、球类运动。

（3）必要时专科医生就诊。

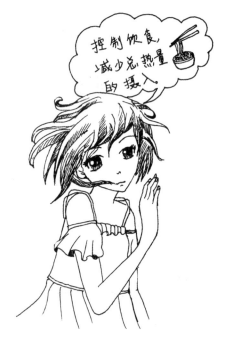

❀ 血清果糖胺

果糖胺：（糖化血清蛋白）反映的是 1~3 周内的血糖水平，是糖尿病近期内控制的一个敏感指标，能在短期内得到治疗效果的回馈，特别适用于住院适用于住院调整用药的患者。

正常参考值：空腹 1.1~2.0mmol/L（不同试剂盒和不同实验室其正常值有差异）。

异常升高见于：控制不好的糖尿病患者。

◎健康指导

同空腹血糖增高。

❀ 糖化血红蛋白（GHb）

GHb有助于了解过去3~4个月的血糖数值，而与抽血时间、患者有无空腹、是否使用胰岛素等因素无关，是糖尿病监控达标的"金标准"。主要用于糖尿病的诊断及疗效评估。

正常参考值：空腹 1.1~2.0mmol/L（不同试剂盒和不同实验室其正常值有差异）。

异常升高见于：控制不好的糖尿病患者。

◎健康指导

（1）控制饮食，减少总热量的摄入。

（2）合理运动，减轻体重，保持良好的心情，主要以有氧运动为主。

（3）必要时专科医生就诊。

总胆红素

总胆红素是直接胆红素和间接胆红素二者的总和。

正常参考值：空腹 3.42~20.52μmol/L（不同试剂盒和不同实验室其正常值有差异）。

总胆红素主要用来诊断是否有肝胆疾病或胆道是否发生异常。

◎当测定值异常时

1. 生理性增高

新生儿黄疸，长期饮酒、剧烈运动等，生理原因引起的总胆红素偏高一般都会在调解后自行恢复。

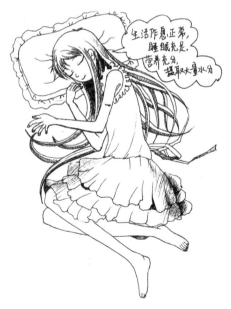

2. 病理性增高

病理性增高见于肝胆疾病（胆道阻塞、胆囊炎、肝炎、肝硬化等）、急性黄疸、溶血性黄疸、胰头癌等。

3. 病理性降低

见于癌症或者慢性肾炎引起的贫血及再生障碍性贫血。

◎健康指导

（1）某些遗传性溶血性贫血必须避免蚕豆、磺胺类药物等。

（2）调整生活作息不可过度疲累。避免多油食物，以免引起腹部不适。饮食必须含足够热量及蛋白质。

（3）有腹水时可能必须限盐及限水。有肝性脑病病史的患者，必须遵从医嘱限制蛋白质摄取量。

（4）戒酒以免造成肝脏进一步的损害。

直接胆红素

直接胆红素（DBIL，又称结合胆红素）：是指与葡萄糖醛酸结合的胆红素。

正常参考值：空腹 1~6.8 μmol/L（不同试剂盒和不同实验室其正常值有差异）

直接胆红素测定主要是用于鉴别黄疸的类型。

◎当测定结果异常时

生理性黄疸、阻塞性黄疸、慢性活动性肝炎、长期酗酒。

◎健康指导

同总胆红素。

间接胆红素

间接胆红素指主要是由红细胞破坏而来，没能在肝内经过葡萄糖醛酸化的胆红素。

正常参考值：空腹 0~15μmol/L（不同试剂盒和不同实验室其正常值有差异）

间接胆红素测定主要是用来判断肝部是否有病变。

◎当测定值异常时

（1）生理性异常见于酗酒、长期熬夜。

（2）病理性增多常见于溶血性贫血、新生儿黄疸、肝细胞性黄疸、恶性疾病或者输血时血型不合。

◎健康指导

合理安排饮食，生活要有规律，精神要愉快。

（1）饮食宜清淡，如豆类、鱼类、蔬菜、水果等，含有多种维生素，有较好的抗氧化功能且易消化吸收。不宜多食海鲜、香菇、芝麻、核桃、大枣、瘦肉及动物肝脏等食物。

（2）忌饮酒，忌过多甜食。

（3）饭后宜卧床休息 1~2 小时，保证肝脏得到充足的血液供应，有利于肝细胞修复。

血清总蛋白

总蛋白：是指血液中各种蛋白的复杂混合物。

正常参考值：空腹 60~82g/L（不同试剂盒和不同实验室其正常值有差异）

总蛋白的测定可协助诊断肝病病患，作为治疗观察、愈后判断的指标。

◎当测定出现异常时

（1）生理性增高常见于剧烈运动、大量运动等。

（2）增高常见于各种原因失水所致的血液浓度浓酸，如呕吐、腹泻、烧伤、急性传染病等；多发性骨髓瘤、原发性巨球蛋白血症等网状内皮系统疾病，风湿性疾病，例如系统性红斑狼疮，慢性传染病，如结核、梅毒。

（3）病理性降低常见于血液稀释导致的总蛋白浓度相对降低，如钠水潴留，长期缺乏蛋白质或慢性胃肠疾病所引起的消化不良；蛋白质丢失，例如严重烧伤时大量血浆渗出、大量失血、肾病综合征；溃疡性结肠炎时，可随粪便排出一定量的蛋白质。

❀ 白蛋白

白蛋白是人体中的一种血清蛋白质，由肝脏合成，是正常人体血清总蛋白中的主要蛋白质中的主要蛋白质成分。在人体内主要起着维持血液胶体渗透压、运输体内代谢物的作用。

正常参考值：空腹 35~55g/L（不同试剂盒和不同实验室其正常值有差异）白蛋白测定用来检测肝脏部位的病变。

◎当测定结果出现异常时

（1）生理性增多常见于饮食中摄入大量高蛋白食物。

（2）病理性增多见于严重脱水和休克，大量出血、严重烧伤、肾脏疾病等导致的血液浓缩。

（3）降低常见于急慢性肝病、胃癌、肠癌、肾脏排泄屏障受损。

◎健康指导

（1）饮食最好适量且宜食用人体利用率高的蛋白质。

（2）水肿时除使用利尿药外，必须限制盐分及水分的摄取。

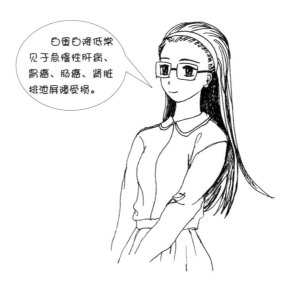

白蛋白降低常见于急慢性肝病、胃癌、肠癌、肾脏排泄屏障受损。

✿ 球蛋白

　　球蛋白是一种存在于人体的血清蛋白，具有免疫作用，又称免疫球蛋白。当人体的免疫球系统遇到外来的入侵物时，会根据入侵物的特性产生不同数量的球蛋白，如果入侵物比较难以消灭，它就会刺激淋巴系统产生更多的球蛋白直到入侵物被消灭为止。

　　正常参考值：空腹 20~35g/L（不同试剂盒和不同实验室其正常值有差异）

◎当测定结果出现异常时

（1）增多常见于炎症和免疫系统疾病，如结核、疟疾、黑热病、播散性红斑狼疮、风湿热、类风湿性关节炎、多发性骨髓瘤等。

（2）降低多见于肾上腺皮质功能亢进、先天性免疫缺陷。

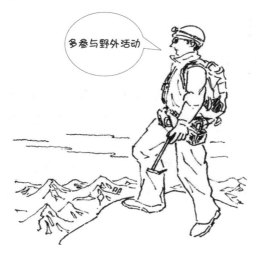

多参与野外活动

◎健康指导

（1）注意个人卫生，如果有感染症状，应减少出入公共场所的次数，出入公共场所最好戴口罩。

（2）饮食方面，多食高蛋白、高热量、易消化的食物，少食辛辣刺激及生冷油腻的食物。最好及时接种流感疫苗及肺炎疫苗。发现有水肿时，必须限制盐分和水分的摄入。

（3）由风湿热导致的球蛋白增高患者，要多运动，同时要避免长时间保持同样动作，所以不要长时间站立，要适时休息。坐着休息时，也要经常变换坐姿。

❀黏蛋白

黏蛋白是血清当中一种有黏多糖和蛋白质结合的复合蛋白。

正常参考值：0.71~0.87g/L（不同试剂盒和不同实验室其正常值有差异）

黏蛋白测定对肝肾疾病的诊断和某些疾病的动态观察病程转归有一定的参考意义。

◎当测定值异常时

（1）病理性增多见于急慢性炎症、恶性肿瘤（尤其是女性生殖性器肿瘤）、结缔组织疾病（风湿热、类风湿性关节炎、痛风）、阻塞性黄疸、糖尿病、肝癌，也可见于烧伤等。

（2）病理性减少常见于肝实质性病变，肾病综合征、垂体及慢性肾上腺皮功能减退、甲状腺功能亢进或减退、内脏退化、血管退化。

◎健康指导

见白蛋白。

谷草转氨酶

谷草转氨酶（天冬氨酸氨基转移酶）是主要存在于心肌、骨骼肌、肝脏组织当中，肝损害时，此酶漏出入血。

正常参考值：空腹 8~40U/L（不同试剂盒和不同实验室其正常值有差异）

这项测定是诊断肝细胞实质损害的主要项目。

◎当测定结果异常时

（1）生理性异常常见于外伤、手术、药物、麻醉、喝酒或运动后。体重增加时 ALT 值会上升，测定结果容易受溶血影响。

（2）病理性增高：病毒性肝炎、酒精性或者药胸膜炎、胆结石、肝硬化、肾炎、肺炎、急性胰腺炎等。

（3）病理性降低常见于中枢神经系统疾病。

◎健康指导

（1）要注意适量的营养和适度的休息。

（2）要摄取优质且均衡食物，如蛋奶、肉类、海鲜及新鲜水果。

（3）不服来路不明的药物。

（4）AST 和 ALT 正常不代表肝脏健康，必要时应接受血液肿瘤筛查和腹部超声检查。

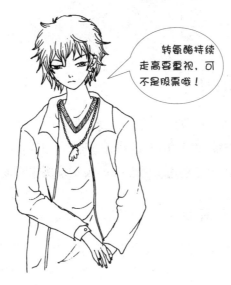

谷丙转氨酶

谷丙转氨酶（丙氨酸氨基转移酶）是催化丙酮酸和谷氨酸之间的氨基转移酶，主要存在于组织细胞内。

正常参考值：空腹 5~40U/L（不同试剂盒和不同实验室其正常值有差异）

这项测定可以作为肝脏、心肌病变、细胞坏死诊断、鉴别愈后观察的依据。

◎当测定结果异常时

（1）生理性异常见于长期饮酒或者一次性大量饮酒、剧烈运动等。

（2）病理性异常见于各类急慢性病毒性肝炎、肝硬化与肝癌、胆道疾病（胆囊炎、胆石症）、心脏疾病（急性心肌梗死、心肌炎、心力衰竭）、其他某些感染性疾病（肺炎、伤寒、结核病、传染性单核细胞增多症等）。

◎健康指导

同谷草转氨酶。

🌸 碱性磷酸酶

主要存在于人体的肝脏、胆管、肾脏、骨骼和胎盘。

正常参考值：空腹40~150U/L（不同试剂盒和不同实验室其正常值有差异）

碱性磷酸酶的测定主要用于骨骼、肝胆系统疾病的诊断和鉴别诊断。

◎当测定结果异常时

（1）生理性增高常见于儿童骨骼发育期、孕妇、骨折愈合期等。

（2）病理性增高见于阻塞性黄疸、原发性肝癌、继发性肝癌、胆汁淤积性肝炎、佝偻病、骨上肿瘤、软骨病、肾病、严重性贫血、甲状腺机能不全、白血病等。

◎健康指导

饮食均衡，必须摄取高钙食物。另外身体需要维生素 D，所以应多晒太阳。骨质疏松者需额外补充钙质和维生素 D。肝胆疾病患者应避免油腻食物。

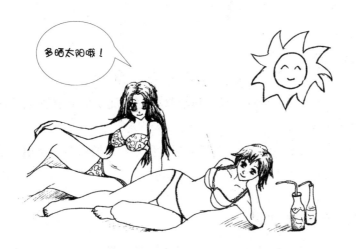

γ‑谷氨酰胺转移酶

γ‑谷氨酰胺转移酶广泛分布于身体各处，血清中的 γ‑谷氨酰胺转移酶主要来源于肝胆系统，具有比较强的特异性。

正常参考值：空腹 7~50U/L（不同试剂盒和不同实验室其正常值有差异）

γ‑谷氨酰胺转移酶的检测有助于协助诊断肝胆疾病。

◎当测定结果异常时

常见于原发性或者转移性肝癌、阻塞性黄疸、急性肝炎、慢性肝炎活动期、肝硬化、胆道疾病、急性胰腺炎、还可见于脂肪肝、血吸虫病、传染性单核细胞增多症与溃疡性结肠炎并发的肝损伤。

◎健康指导

生活作息要规律，适度运动，饮食营养均衡。胆囊结石及胆管疾病患者，应避免高脂食物。肝病患者应避免过度操劳。

淀粉酶

血清中的淀粉酶主要由胰腺和唾液腺分泌，淀粉酶对食物中多糖化合物的消化起重要作用。

正常参考值：25~125U/L（不同试剂盒和不同实验室其正常值有差异）

淀粉酶的测定主要用于急性胰腺炎的诊断。

◎当测定值异常时

（1）升高常见于急性胰腺炎、急性阑尾炎、慢性胰腺炎、胰腺癌、唾液腺化脓等。

（2）降低常见肝炎、肝硬化、肝癌等肝部疾病。

◎健康指导

（1）胰腺炎急性期需禁食，可能需以鼻胃管引流，禁食期间必须注意水分的补充及电解质平衡。

（2）要戒酒及严格控制甘油三酯浓度，以预防胰腺炎复发。

钠离子

钠离子是人体细胞外液（血液和细胞间液）中最重要的阳离子。

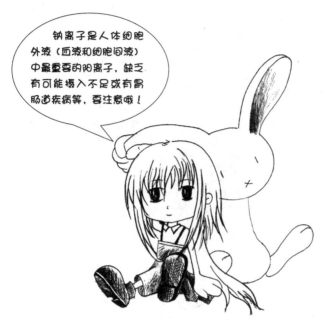

正常范围：135~145mmol/L（不同试剂盒和不同实验室其正常值有差异）

血清钠的测定具有重要的临床意义，尤其是有助于低钠血症、高钠血症、脱水等治疗。

◎当测定值异常时

1. 增多

多见于严重脱水、大量出汗、高热、烧伤、糖尿病性多尿；肾上腺皮质功能亢进、原发性或继发性醛固酮增多症、脑性高血钠症、潴钠性水肿；饮食或治疗不当导致钠盐摄入过多。

2. 减少

见于胃肠道失钠：如幽门梗阻、呕吐、腹泻，胃肠道、胆道、胰腺术后，造瘘或引流等；尿中钠排出增多；糖尿病；使用利尿剂后；大量注射盐水后；皮肤失钠，大面积烧伤、创伤或出汗。钠的摄入量不足，如饥饿、营养不良、低盐疗法等，以及酸中毒。

◎健康指导

饮食中最好避免含钠量高的食物，如罐头、腌制品及各种加工食品如腊肉、面线、甜咸饼、蜜饯食物等。烹调时少用盐、酱油和味精。

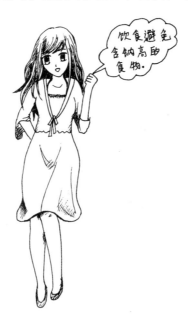

饮食避免含钠高的食物。

🐜 钾离子

钾离子是人体细胞内液中最重要的阳离子。

正常范围：4.1~5.6 mmol/L（不同试剂盒和不同实验室其正常值有差异）

钾离子是维持细胞生理活动的主要阳离子，在保持机体的正常渗透压及酸碱平衡、参与糖及蛋白代谢、保证神经肌肉的正常功能等方面具有重要作用。

◎当测定值异常时

1. 生理性增高

其常见于高钾饮食。降低见于长期禁食、厌食、少食、而导致的钾摄入减少。

2. 病理性增高

其常见于肾衰竭、尿排泄障碍及肾上腺皮质功能减退、严重溶血及感染、烧伤、组织破坏、胰岛素缺乏、呼吸障碍、组织缺氧、心功能不全、休克、急性肠梗阻等。

3. 病理性降低

其见于呕吐、腹泻、肠胃引流、醛固酮增多症、碱中毒、肾功能不全、尿钾丢失及肾小管性酸中毒等。

◎健康指导

肾衰竭患者容易发生高血钾，使用药物时必须小心。肾衰竭患者应避免高钾食物。盐的使用（氯化钾）必须事先咨询医师意见。若四肢无力时应求助他人，以免摔伤。

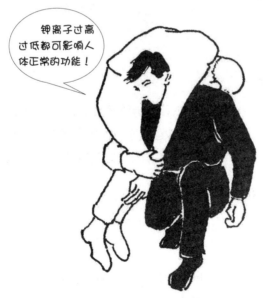

钙离子

钙离子是人体含量最多的阳离子，钙离子能降低神经肌肉的兴奋性，维持心肌及其传导系统的兴奋性和节律性，参与肌肉的收缩功能及正常的传导神经冲动功能，参与凝血。

正常范围：2.1~2.55 mmol/L（不同试剂盒和不同实验室其正常值有差异）

◎当测定值异常时

（1）生理性降低见于长期低钙饮食。

（2）增高常见于甲状腺功能亢进症、维生素 D 过多症、多发性骨髓瘤、肿瘤广泛骨转移、结节病。

（3）降低见于甲状旁腺功能减退、慢性肾炎尿毒症、佝偻病与软骨病、严重肝炎等。

◎健康指导

钙质可以帮助血压稳定，牛奶、奶酪等乳制品，以及豆腐、连骨头一起吃的食物、绿色蔬菜、海藻等，都是很好的钙质来源。血清钙检查结果异常，通常显示机体已合并许多重大疾病，因此必须提高警惕，尽早就医。

磷离子

人体所含的磷主要来自瘦肉，蛋，奶，动物的肝、肾，海带，紫菜，芝麻酱，花生，干豆类，坚果等。粗粮含磷也较丰富。磷的吸收部位在小肠，其中以十二指肠及空肠部位吸收最快，它的主要排泄途径是经肾脏排出体外。

正常范围：0.87~1.45 mmol/L（不同试剂盒和不同实验室其正常值有差异）

◎当测定结果异常时

（1）血清磷受年龄和季节的影响，新生儿与儿童血清磷水平较高，夏季时比冬季高。

（2）增高见于甲状旁腺功能减退、慢性肾病、维生素 D 过多症、多发性骨髓瘤、淋巴瘤、白血病、骨折愈合期等。

（3）降低见于甲状旁腺功能亢进、维生素 D 缺乏、软骨病、严重糖尿病、磷吸收不良等。

◎健康指导

儿童及青少年磷及维生素 D 摄取不足，容易身材矮小，在成年人会造成软骨症，因此应多摄取含磷食物如牛奶、蛋黄、奶酪、肉类、谷类和干果类等。加工食物和各种碳酸饮料都含磷，但磷摄取过多会影响钙吸收，要特别注意。如有肾衰竭，必须避免高磷食物，以免骨病变的发生。

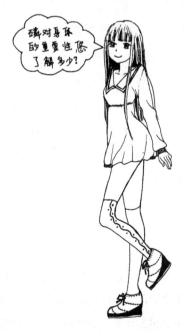

铁离子

铁离子几乎存在于人体的所有组织之内，其中以肝、脾内为最高，它是制造血红蛋白和肌的红蛋白的重要原料。

正常范围：成年男性 9~29 mmol/L

成年女性 7~27 mmol/L（不同试剂盒和不同实验室其正常值有差异）

此测定可反映体内铁的含量。

◎当测定值异常时

（1）生理性降低见于婴儿生长期、妇女经期、妊娠期。

（2）增高常见于溶血性贫血、再生障碍性贫血、巨幼红细胞性贫血、急性肝细胞损害、坏死性肝炎、血色素沉着症、含铁血黄素沉着症、反复输血或肌内注射铁剂引起急性中毒症等。

（3）降低常见于各种原因引起的缺铁性贫血、慢性失血、感染性疾病、肝硬化、恶性肿瘤。

◎健康指导

均衡饮食，贫血者应多食含铁高的食物，如动物内脏、菠菜、葡萄干、梨、莲藕、榴莲等；可额外补充铁剂和维生素。一定要戒酒，并要避免不必要的输血。

锌离子

锌是细胞生长繁殖以及许多酶的活性所必需的微量元素之一，体内缺锌将影响物质代谢及各脏器功能的发挥，影响细胞生长分裂。

正常范围：76.5~170umol/L（不同试剂盒和不同实验室其正常值有差异）

◎当测定结果异常时

（1）增高常见于创伤、溶血性贫血、红细胞增多症、嗜酸性粒细胞增多症、甲状腺功能亢进、原发性高血压等。

（2）降低常见于酒精性肝硬化及慢性肝脏疾病，急性组织损伤，急性、慢性传染病，肾病综合征，慢性肾功能不全，胃肠道吸收障碍，胰腺疾病，糖尿病，肺癌及恶性淋巴瘤等。儿童缺锌可引起食欲不振、嗜睡、发育停滞和性成熟缓慢等。

◎健康指导

（1）婴幼儿应母乳喂养对预防锌缺乏性疾病有益。多食用锌含量高且易吸收的食物牡蛎、可可、鲱鱼等。奶品及蛋品次之。水果蔬菜等含量一般较低。青少年的生长发育十分迅速，故营养一定要供应充足。

（2）摄入含锌丰富的食物：多食粗粮、动物性食物等。

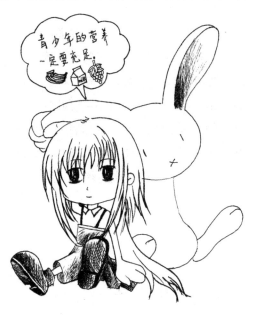

青少年的营养一定要充足.

甘油三酯

甘油三酯是体内的一种脂肪，是体内的能量来源之一，没有使用的就储存为皮下脂肪。甘油三酯过高会增加心血管疾病的患病风险，因此甘油三酯被列为血液生化检查的必查项目。

正常范围：空腹 0.34~1.7mmol/L（不同试剂盒和不同实验室其正常值有差异）

◎当测定值异常时可见

1. 生理性增高

受饮食影响较大，TG 在饭后 30 分钟开始升高，4~6 小时达高峰。

2. 病理性增高

（1）食物中摄取脂肪过多；

（2）肝脏疾病后从糖和游离脂肪中产生过多；

（3）遗传性家族高脂血症由脂蛋白酶缺乏所致；

（4）肥胖症、体力活动减少、酗酒后等；

（5）血中甘油三酯以乳糜微粒和前 β - 脂蛋白中含量最高，与动脉粥样硬化形成相关；心肌梗死、脑血栓患者常见甘油三酯增高；

（6）还常见于肾病综合征、甲状腺功能减退、糖尿病、胰腺炎等；

（7）妊娠、口服避孕药时，也有增高趋势。

3. 降低

见于甲状腺功能亢进症、营养不良、先天性无 β - 脂蛋白血症等。

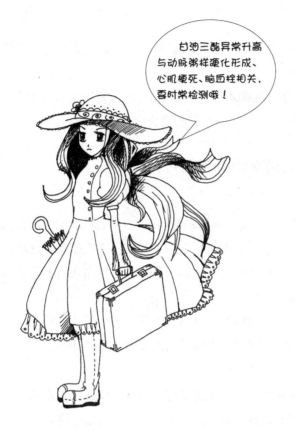

◎健康指导

　　健康的生活方式是最重要的。务必减掉多余的体重，降低热量的摄取，避免多食糖类和细粮，限制饮食中的胆固醇（少食高胆固醇食物如肉类、蛋黄和全乳产品），选用比较健康的脂肪，食用含高 ω-3 鱼油的鱼类（鲭鱼、鲑鱼等），不食含反式脂肪的食品，限制饮酒量，有规律地运动。

✿ 总胆固醇

　　总胆固醇是体内的一种脂质，有脂肪酸化的结合型和游离型两种，合称总胆固醇。

正常范围：空腹 2.33~5.6mmol/L（不同试剂盒和不同实验室其正常值有差异）

总胆固醇为心血管硬化的主要危险因子,可用于心血管疾病的风险评估,也可用于评估饮食疗法和降胆固醇药物疗效。

◎当测定值常值异常时可见

1. 增高

（1）长期高胆固醇、高饱和脂肪酸和高热量饮食,肝内合成胆固醇增多;

（2）胆道梗阻如胆道结石、肝脏肿瘤、胰头癌等胆汁排出减少;

（3）动脉粥样硬化患者、胆固醇和低密度脂蛋白的增高是促发冠心病的重要危险因素;

（4）慢性肾炎肾病期、肾病综合征、类脂质肾病的患者;

（5）其他如糖尿病、甲状腺功能减退、脂肪肝等。

2. 降低

（1）严重肝病如肝细胞性黄疸、门脉性肝硬化晚期等;

（2）慢性消耗性疾病、营养不良、严重贫血患者;

（3）甲状腺功能亢进症患者。

◎健康指导

家族性高脂血症是先天的,必须到医院接受系统检查和治疗。大多数总胆固醇高的人,都是由肥胖、吃太多、运动不足、喝酒引起的,所以家庭控制最重要。喝酒的人应禁酒或限酒;肥胖或运动不足的人,应养成运动习惯,控制碳水化合物及脂肪含量多的食物等,大多可以改善高血脂。

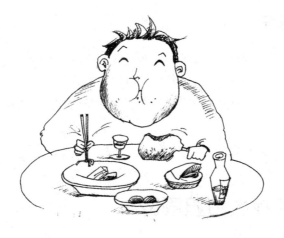

高密度脂蛋白胆固醇

胆固醇可以与高密度脂蛋白结合，将外周血管沉积的胆固醇移除，运回肝脏分解再利用，因此被称为"好胆固醇"。

正常范围：空腹 0.95~1.95mmol/L（不同试剂盒和不同实验室其正常值有差异）

◎当测定值出现异常时

1. 增高

见于抗动脉粥样硬化，长期体力活动和少量饮酒可使 HDL；也见于家族性高 α-脂蛋白血症，即原发性 HDL 血症，发现此家族长寿者多，推测可能系动脉粥样硬化减少所致。另外也见于接受雌激素治疗者。

2.HDL-Ch 降低

HDL-Ch/Tch 值降低为冠心病的危险信号。亦可见于高甘油三酯血症、肝功能损害等。如肝炎、肝硬化、肝癌，HDL-Ch 均有不同程度的降低，在急性胆囊炎、胆道梗阻、肥胖症亦均降低。

◎健康指导

降低的原因有抽烟、肥胖、运动不足、糖尿病、运动不足、糖尿病等，因此，对策就是戒烟、控制体重、养成运动的习惯，可每日饮用少量红酒，如果是糖尿病患者，则只要控制血糖值即可。另外，总胆固醇高、高密度脂蛋白低时，就必须接受治疗。

❧ 低密度脂蛋白胆固醇

胆固醇可以与低密度脂蛋白结合形成可溶于水的 LDL-C 脂蛋白将胆固醇经血流送到外周组织（包括血管）。

正常参考值：空腹 <3.1mmol/L（不同试剂盒和不同实验室其正常值有差异）

测量 LDL-C 可用来筛查心血管硬化高危患者。

◎当测量值异常时

1. 增高

此为动脉粥样硬化和冠心病的危险信号，它在总胆固醇中所占比例越多，则发生动脉粥样硬化的危险性越高。此外可见于甲状腺功能减退、糖尿病、肾病综合征、阻塞性黄疸、胆汁性肝硬化等疾病，亦见于原发性家族高胆固醇血症。

2. 降低

见于甲状腺功能亢进，急、慢性肝炎，肝硬化，慢性消耗性疾病等。

◎健康指导

同总胆固醇。

❀ 载脂蛋白 A1

载脂蛋白主要由肝脏合成，小肠也可合成，它是高密度脂蛋白胆固醇的主要结构蛋白，占高密度脂蛋白胆固醇总蛋白的 60%~70%。

正常参考值：空腹 1~1.6g/L（不同试剂盒和不同实验室其正常值有差异）

血清载脂蛋白 A1 是诊断冠心病的敏感指标之一，其血清水平与冠心病发病率呈负相关，即载脂蛋白 A1 越低，冠心病发病率越高。

◎健康指导

同高密度脂蛋白胆固醇。

❀ 载脂蛋白 B

载脂蛋白 B 是由肝脏合成，是低密度脂蛋白胆固醇的主要结构蛋白，约占低密度脂蛋白胆固醇的 97%，血清载脂蛋白 B 的测定可直接反映低密度脂蛋白胆固醇的水平。

正常参考值：空腹 0.6~1.1g/L（不同试剂盒和不同实验室其正常值有差异）

血清载脂蛋白 B 与脑血管硬化密切相关，动脉粥样硬化的发病与载脂蛋白 B 呈正相关。

◎健康指导

同低密度脂蛋白胆固醇。

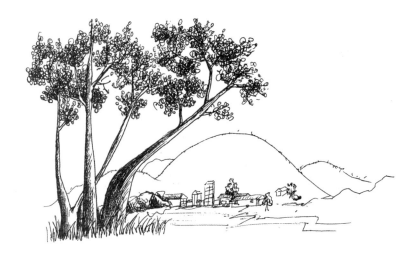

（卢慧君、马晓静）

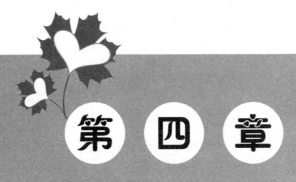

第 四 章

血液流变检查值及其健康管理

血液流变检查是一组检查项目的统称，主要反映因血液成分的变化，而带来的血液流动性、凝滞性和血液黏度的变化。

全血黏度

全血黏度指血液流动时，邻近两层平行流体层互相位移时的摩擦而产生的黏度。它是反映血液黏滞程度的重要指标之一。

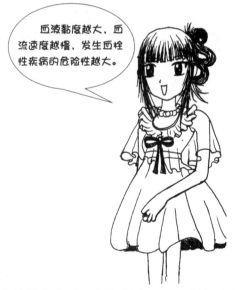

血液黏度越大，血流速度越慢，发生血栓性疾病的危险性越大。

全血黏度化验单的报告方式一般包括高、中、低切变率下的黏度。

正常参考值：（不同试剂盒和不同测定方法，其正常值有差异）

全血黏度 200（1/s）（高切黏度）：3.25-4.32 mPa.S

全血黏度 30（1/s）（中切黏度）：4.29-5.86 mPa.S

全血黏度 5（1/s）（低切黏度）：6.86-9.52 mPa.S

◎临床意义

1. 病理性增高

可见于脑血管病，红细胞增多症、心肌梗死、冠心病、高脂血症、肿瘤等。

2. 病理性降低

可见于上消化道出血、功能性子宫出血、各类贫血症等。

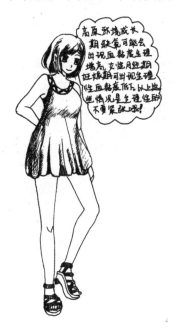

🌸 全血还原黏度

全血还原黏度指全血黏度和红细胞压积的比值，反映了单位细胞压积而产生增比黏度的能力。

正常参考值：（不同试剂盒和不同测定方法，其正常值有差异）

全血高切还原黏度：3.33-8.77 mPa.S

全血低切还原黏度：26.76-55.17 mPa.S

◎临床意义

同全血黏度。

🦠 血浆黏度

血浆黏度是反映血液黏滞程度的一个重要指标，反映了体内生物大分子，如各种蛋白、血脂、糖类等对血细胞黏度的影响。

正常参考值：1.26-1.7 mPa.S（不同试剂盒和不同测定方法，其正常值有差异）

◎临床意义

1. 病理性增高

可见于巨球蛋白血症、纤维蛋白原增多症、糖尿病、多发性骨髓瘤等。

2. 病理性降低

可见于各类贫血、低蛋白血症等。

🦠 血沉方程 K 值

血沉方程 K 值是用来校正血球压积对血沉的影响，能比血沉更客观的反映红细胞的聚集性变化。K 值越大，说明红细胞聚集越强，体内有淤血存在。

正常参考值：0 ~ 80.48（不同试剂盒和不同测定方法，其正常值有差异）

◎临床意义

血沉方程 K 值大于参考值范围时，反映红细胞聚集性增加，血沉增快。

✿ 血小板黏附率

血小板黏附是指血小板黏附于异物表面或血管内皮损伤处的现象，是血小板的一项重要止血功能。

正常参考值：（不同试剂盒和不同测定方法，其正常值有差异）

男性：0.394±0.052

女性：0.349±0.06

◎临床意义

1. 血小板黏附率增高

可见于脑血管疾病、心肌梗死、心绞痛、深静脉血栓形成等。

2. 血小板黏附率降低

可见于血小板无力症、白血病、再生障碍性贫血、肝硬化等。

✿ 血小板凝集功能

血小板凝集功能是指生理情况下，血小板和血小板之间相互粘着，黏附成血小板粒或血小板块的功能。

正常参考值：0.627±0.161（不同试剂盒和不同测定方法，其正常值有差异）

◎化验结果临床意义

1.病理性增高

可见于急性心肌梗死、心绞痛、糖尿病、脑血管疾病等。

2.病理性降低

可见于血小板无力症、肝硬化、巨血小板综合征及服用血小板抑制药物等。

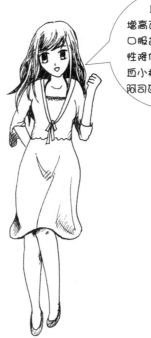

血小板生理性增高可见于吸烟、口服避孕药；生理性降低可见于服用血小板抑制药物如阿司匹林等。

◎健康指导

（1）多饮水。

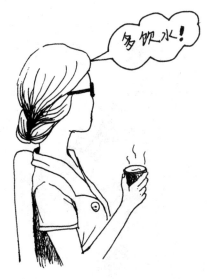

（2）多吃具有稀释血液作用的食物，如可抑制血小板聚集、防止血栓形成的有黑木耳、洋葱、草莓、菠萝等；具有类似阿司匹林抗凝作用的有番茄、红葡萄、生姜等；具有降脂作用的有香芹、山楂、紫菜、海带等。

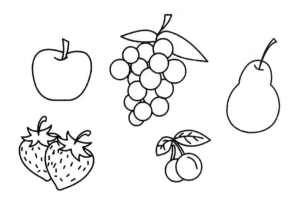

（3）减少饮食中的热量，控制体重。少吃动物内脏如肥肠等、动物脂肪，含有大量胆固醇，可加重血液黏度，促进动脉硬化。

（4）适当运动，加快血液流速。

轻松读懂化验单——体检结果解读与个人健康管理……

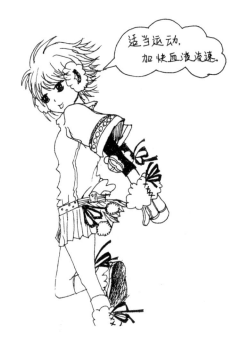

（马洁、刘营、常玉珠）

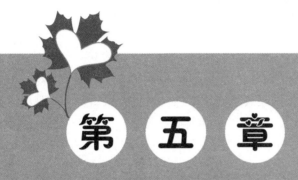

第 五 章

尿液、粪便和痰液检查值和健康管理

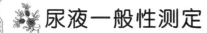 尿液一般性测定

◎颜色

正常新鲜尿液呈淡黄色或深黄色。进食大量胡萝卜或服用核黄素，尿液呈深黄色。

◎病理性

（1）洗肉水色见于急性肾小球肾炎、输尿管结石、泌尿系统肿瘤、结核及感染。

（2）浓茶色、酱油样色见于溶血、恶性疟疾和阵发性睡眠性血红蛋白尿。

（3）深黄色或黄褐色见于阻塞性黄疸和肝细胞性黄疸。

（4）乳白色见于丝虫病。

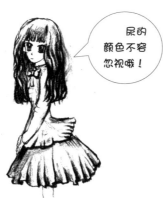

尿的颜色不容忽视哦！

◎健康指导

尿液颜色改变时，先自我检查每日饮食内容，如在服用特定药物时，应向医师或药师咨询。发现尿液颜色改变时，若未能找到明确（食物或药物）原因，应及时就医，接受进一步检查。

✿ 尿潜血

正常参考值：阴性（－）

◎阳性结果

1. 生理性

脱水、剧烈运动、重体力劳动、久站、月经、白带污染所致。

2. 病理性

泌尿系统感染、肿瘤、结石及前列腺良性增生、肾小球肾炎、血栓性血小板减少性紫癜、出血性体质或抗凝血药使用过量、心肌梗死、动脉阻塞、皮炎等。

◎健康指导

避免过度劳累，补充足够水分，注意预防高血压、糖尿病，避免滥用药物，以免增加肾脏负担，结石患者多喝水，避免高嘌呤饮食。尿液中应无潜血，如尿液潜血为阳性时，应求助于专科医师积极诊断，不可轻视。

尿胆红素

正常参考值：阴性（－）

◎阳性结果

病毒性肝炎、肝硬化、酒精性肝炎、药物性肝损害、肝细胞性黄疸、阻塞性黄疸、先天胆汁排泄异常，错误输血、严重感染等引起的溶血性黄疸。

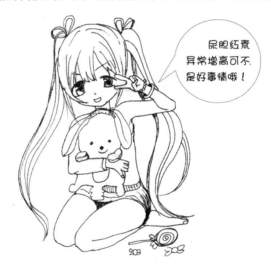

尿胆红素异常增高可不是好事情哦！

◎检测请注意

留尿的容器必须清洁、干燥，而且要一次性使用；尿液标本留取后立即送检，避免光照、细菌感染。

◎健康指导

（1）营养补充方面，增加全谷类食品、肝脏、酵母、蔬菜水果的摄取。

（2）建议少量多餐，切记暴饮暴食。避免含酒精饮料、腌制与烟熏食物、过量油炸食物、咖啡因及来路不明药物，更要正常作息，保证睡眠充足。

（3）维持室内适当温度及湿度，穿着适当衣服，以减轻阻塞性黄疸所造成的全身瘙痒。

尿胆原测定

正常参考值：成年男性＜0.30~3.55μmol/L

成年女性＜0~2.64μmol/L

儿童＜0.13~2.30μmol/L

◎阳性结果

1. 病理性增多

病毒性肝炎、肝硬化、酒精性肝炎、药物性肝损害等肝细胞性黄疸；错误输血、严重感染等引起的溶血性贫血。

2. 病理性减少

化脓性胆管炎、胆囊结石、原发性肝癌等阻塞性黄疸。

◎健康指导

（1）营养补充方面，增加全谷类食品、肝脏、酵母、蔬菜水果的摄取。

（2）建议少量多餐，切忌暴饮暴食。避免含酒精饮料、腌制与烟熏食物、过量油炸食物、咖啡因及来路不明药物，更要正常作息，保证睡眠充足。

（3）维持室内适当温度及湿度，穿着适当衣服，以减轻阻塞性黄疸所造成的全身瘙痒。

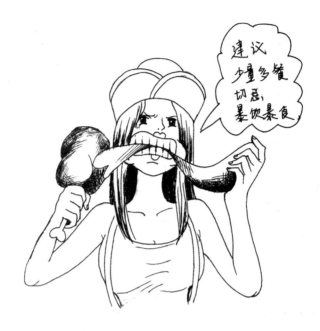

尿液酮体测定

正常参考值：阴性（－）

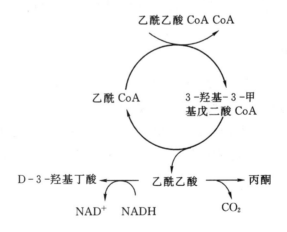

◎阳性结果

1. 生理性

畏食症、长期营养不良、饥饿、剧烈运动后；妊娠妇女因妊娠反应而剧烈呕吐、子痫、消化吸收障碍等。

2. 病理性

（1）代谢异常：烧伤、甲亢症、妊娠。

（2）代谢性疾病：糖尿病、肝糖原蓄积症。

（3）药物：酒精性酮症酸中毒、丙醇中毒。

◎健康指导

（1）注意均衡饮食，养成多喝水的习惯。如有发热、脱水等症状，应适量补充水分及热量。

（2）糖尿病患者若尿酮体呈阳性，要考虑酮症酸中毒的危险性，必须迅速就医治疗。

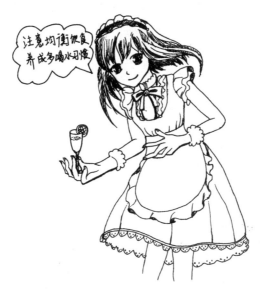

第五章 尿液、粪便和痰液检查值和健康管理

尿蛋白

正常参考值：20～80mg/24h

◎阳性结果

> 150mg/24h

1. 生理性

（1）暂时性蛋白尿：发烧、剧烈运动、受寒、精神紧张。

（2）站立性蛋白尿：坐姿和站立，通常发生在青少年，少数人会持续到30岁后。

2. 病理性

（1）肾前性蛋白尿：心脏衰竭、肾静脉血栓、溶血性贫血、骨骼肌溶解、骨髓瘤。

（2）肾实质疾病：急性或慢性肾小球肾炎、自身免疫性疾病（系统性红斑狼疮）、糖尿病、高尿酸症、重金属中毒、肾病综合征、高血压、子痫及先兆子痫。

（3）肾小管性蛋白尿：范可尼综合征。

◎健康指导

（1）发现蛋白尿时，先排除生理性蛋白尿。

（2）怀疑不是常见原因，必须进一步检测自身核酸抗体、炎症指数及补体浓度等，以明确诊断。

（3）饮食上限制蛋白质摄入量，优先考虑人体利用率高的动物性蛋白质（如蛋白、瘦肉和牛奶等）。

（4）预防寒冷和疲劳，避免过度剧烈的运动。

（5）糖尿病及高血压患者则应积极控制血糖及血压。

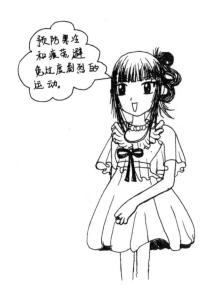

预防昼座
和痉挛,避
免过度剧烈的
运动。

尿液亚硝酸盐

正常参考值：阴性（－）

◎阳性结果

常见于大肠杆菌、变形杆菌、绿脓杆菌等引起的泌尿系统感染，菌尿症等；亚硝酸盐导致的食物中毒等。

尿液葡萄糖

正常值（成人）

定性检查：阴性（－）

定量检查：0.56～5.00mmol（100～900mg/24h）

正常尿液中含量极少，甚至没有葡萄糖。

◎阳性结果

1. 生理性

见于过量食用糖类食品、孕妇妊娠后的情绪激动、剧烈运动等，导致暂时性糖尿。

2. 病理性

见于外伤性颅内出血、急性心肌梗死、糖尿病、甲亢、慢性肾炎、肾病综合征等。

◎检测请注意

留尿的容器必须清洁、干燥，而且要一次性使用；尿液标本留取后立即送检，避免光照、细菌感染；检测前避免高糖饮食，以免出现生理性糖尿。

◎健康指导

血糖过高时，大量葡萄糖会造成溶质利尿作用，患者会尿频甚至脱水，除适度补充水分之外，更须积极控制血糖。养成规律的运动习惯，是控制好血糖的第一步。运动加上均衡饮食（但要控制糖分摄取）才能有效控制血糖，肥胖者更需要减重并维持理想体重。

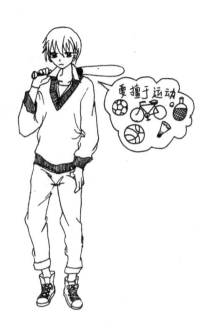

尿液酸碱度（pH）

正常参考值：5.0～6.0

◎阳性结果

偏碱性尿：> 6.0

（1）生理性：素食者、呕吐、鼻胃管减压、利尿药使用者（乙酰唑胺）。

（2）病理性：尿路阻塞、肾小管性酸中毒、代谢性及呼吸性碱中毒、尿路感染。

偏酸性尿：< 5.0

（1）生理性：发热、药物使用（噻嗪类利尿药及氯化铵）、饥饿、腹泻、酒精中毒、饮食常摄入肉类和蔓越莓汁。

（2）病理性：糖尿病和高尿酸症并发酮症酸中毒、代谢性或呼吸性碱中毒。

◎健康指导

（1）如发现尿液酸碱度异常，可通过饮食调整。尿液呈酸性多食牛奶、奶酪、橙子、葡萄、橄榄、蔬菜、海带、海藻、以酵母或泡打粉或苏打粉制作的食物，少食酸性食物。反之，如果尿液呈碱性，就要多食鱼、肉、蛋、面包、米、小麦、红薯、马铃薯等酸性食物，少食碱性食物。

（2）发热异常时，应向医师反映，查证是否有感染。

（3）尿液酸碱值异常，直接反映机体系统性疾病，应向专科医师寻求诊治。

❋ 尿比重测定

尿比重是指在 4℃ 下药液与同体积的水的质量之比，是尿液中所含溶质浓度的指标。用于估计肾脏的浓缩功能。

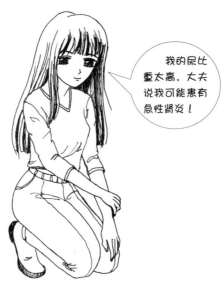

我的尿比重太高，大夫说我可能患有急性肾炎！

正常参考值：1.003～1.030，晨尿常 1.020 左右

◎阳性结果

尿比重 > 1.030

（1）生理性：发热、腹泻及呕吐导致的机体脱水。

（2）病理性：糖尿病患者、急性肾炎、心力衰竭、肝硬化合并肝腹水、抗利尿激素分泌异常综合征。

尿比重 < 1.003

（1）生理性：水分摄入过量。

（2）病理性：恶性高血压、尿崩症、肾盂肾炎或慢性肾衰竭。

◎健康指导

（1）根据运动和饮食的状况，适时适量补充水分及电解质，保证身体的正常需要，如果要出门，也最好准备好水。

（2）由于尿比重与肾功能好坏直接相关，如果喝水后症状没有改善，最好进一步检测尿液生化及血液生化，数字异常时，更须进一步检查。

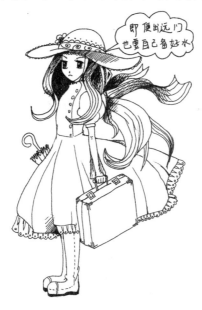

即便出远门也要自己备好水

尿妊娠试验

正常参考值：阴性（－）

◎阳性结果

1. 生理性

低相对密度尿可导致假阴性。

2. 病理性

见于妊娠、滋养层肿瘤等。较难解释的结果常发生于妊娠早期、不完全流产、近期完全流产及宫外孕等。

尿液白细胞

正常参考值：阴性（－）

◎阳性结果

见于泌尿系感染，如急慢性肾盂肾炎、膀胱炎；前列腺炎、急慢性肾小球肾炎、阴道炎、精囊炎、活动期系统性红斑狼疮等。

尿沉渣

尿沉渣是原尿经过离心后，形成的沉渣，是尿液有形成分质和量的组合。常检测红细胞、白细胞、肾小管上皮细胞、管型。

正常参考值：红细胞：0 ～ 3/HP

白细胞：0～5/HP

上皮细胞：少量扁平及扁圆形上皮细胞

管型：偶见透明管型

结晶体：尿酸盐、磷酸盐及草酸盐等结晶

◎阳性结果

病理性增多

（1）红细胞增加见于肾小球肾炎、泌尿系统结石、恶性肿瘤、特发性血小板减少性紫癜、血友病、系统性红斑狼疮等。

（2）白细胞增加见于泌尿系统感染、肾移植排异反应、药物性急性间质性肾炎等。

（3）上皮细胞增加见于急性肾小球肾炎、肾移植排异反应等。

（4）颗粒管型的出现提示肾脏部位有瘀滞现象；红细胞管型见于急性肾小球肾炎等；白细胞管型见于急性肾盂肾炎等。

（5）病理性结晶主要有胱氨酸结晶、亮氨酸结晶、酪氨酸结晶、胆固醇结晶等。

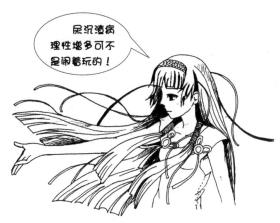

◎健康指导

（1）如果有肾脏和泌尿系统其他相关症状，就必须适量补充水分，不憋尿，减少泌尿系统感染机会。同时要注意休息、增加营养。

（2）由于某些药物成分可能引起尿路感染，所以需多留心所服用的药物。

粪便形状与颜色

◎形状

（1）正常人的粪便为成形软便。便秘时粪便坚硬，呈栗子样。

（2）病理情况：消化不良或急性肠炎时为稀便或水样便；肠道部分梗阻或直肠狭窄，粪便常呈便条形或带状。

◎颜色

（1）正常成人的粪便颜色呈黄褐色或棕黄色。婴儿的粪便呈黄色或金黄色。食用大量绿叶蔬菜，粪便呈暗绿色；摄入动物血或铁制剂，粪便呈无光样黑色。

（2）病理情况：柏油样便提示上消化道出血；白陶土色便提示胆道梗阻；暗红色血便提示下消化道出血；果酱样便见于肠套叠、阿米巴痢疾；粪便表面粘有鲜红色血液见于痔疮或肛裂；白色"米泔水"样便见于霍乱、副霍乱。

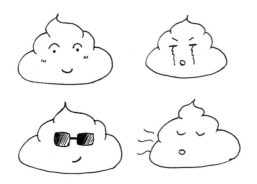

◎健康指导

(1) 粪便颜色异常除了受到食物和药剂影响之外，多半都与体内出血有关，平常应摄取足够蔬果，忌食辛辣、油腻的食物，也忌烟酒和咖啡，以确定排便正常。

(2) 平日注意减少增加腹部压力的姿势，如下蹲、屏气等，更不要久坐、久站和劳累过度，以免造成痔疮有碍排便。

粪便镜检

正常参考值：见表 5-1，偶见白细胞

表 5-1　正常粪便镜检

名称	数量
红细胞	无
上皮细胞	偶见
巨噬细胞	无
食物残渣、肌纤维	少量
脂肪小滴	小于 6 个

◎阳性结果

白细胞增多：见于细菌性痢疾、结肠炎症等。

红细胞增多：见于肠道下段炎症或出血，如痢疾、溃疡性结肠炎、结肠癌、急性血吸虫病等。

上皮细胞增多：见于假膜性肠炎、结肠炎等。

巨噬细胞出现：见于细菌性痢疾、溃疡性结肠炎等。

食物残渣增多：见于慢性胰腺炎、胰腺功能不全、消化不良、各种腹泻、肠炎等。

脂肪小滴增多：见于肠蠕动亢进、腹泻、消化不良等。

粪便潜血测定

正常参考值：阴性（-）

◎阳性结果

1. 生理性

见于吃猪肝、动物血、菠菜等或者服用含铁剂。

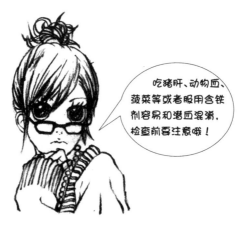

吃猪肝、动物血、菠菜等或者服用含铁剂容易和潜血混淆，检查前要注意哦！

2.病理性

（1）肿瘤及癌症：胃癌、大肠癌、腺瘤、息肉、小肠恶性肿瘤。

（2）炎症：自身免疫疾病、痢疾、消化性溃疡、出血性胃炎、痔疮、口腔出血、鼻出血。

（3）出血性体质、血小板过低、凝血功能异常、抗凝血药使用过量或血友病。

◎健康指导

（1）粪便出现潜血，提醒我们消化道有慢性出血。建议消化性溃疡及食管炎患者改变饮食结构，避免过硬或刺激性食物，尤其避免饮用含酒精饮料。可多食牛奶、白萝卜、去皮土豆、冬瓜、黄豆类食物、大白菜等。

（2）贫血患者应补充铁剂。因感染或自身免疫引起的大肠炎，应确定诊断，然后对症治疗。

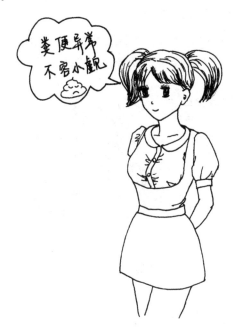

痰液一般性测定

正常参考值
颜色：白色或灰白色
性状：黏液痰
气味：无特殊气味
量：无或者少量

◎阳性结果

颜色

黄色见于慢性支气管炎、肺结核、肺脓肿。

红色或棕红色见于肺癌、肺结核、支气管扩张。

铁锈色见于大叶性肺炎、肺梗死。

棕褐色见于阿米巴性肺脓肿、慢性充血性心脏病淤血。

灰黑色见于大量吸入煤炭粉尘或者长期吸烟。

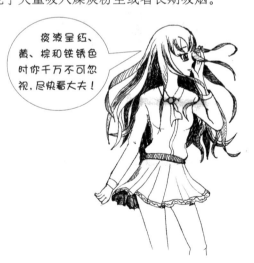

烂桃样灰黄色见于吸肺虫病。

性状

黏液样痰见于支气管炎、哮喘、早期肺癌。脓性痰液见于支气管扩张、肺脓肿、脓胸、空洞性肺结核、泡沫性痰见于支气管哮喘发作（白色泡沫样痰）、急性肺水肿（粉红色泡沫样痰）、浆液性痰见于肺水肿、血性痰见于肺结核、支气管扩张症、肺癌等。

气味

血腥气味见于各种原因所致的呼吸道出血。

恶臭味见于肺脓肿、支气管扩张、晚期恶性肿瘤。

粪臭味见于膈下脓肿。

量

痰液增多见于支气管扩张，肺脓肿，急、慢性支气管炎，大小叶性肺炎。

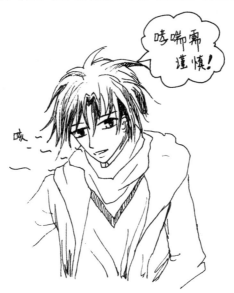

（郑明娟、解威）

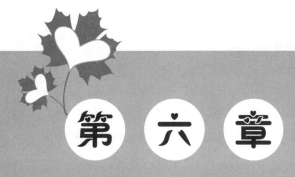

第 六 章

体液检查值和健康管理

胃液常规检查

胃液：一般性状检查，包括量、色、味、黏液。

◎胃液量

正常空腹胃液量 10~100mL，经 12h 空腹后约 50mL。大于 100mL 为增多，小于 10mL 为减少。

如下图所示：

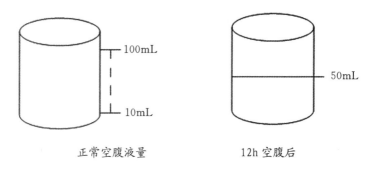

正常空腹液量   12h 空腹后

◎胃液颜色

正常空腹胃液颜色为无色透明液体。

（1）灰白色浑浊：慢性胃炎。

（2）黄色或草绿色：胆汁反流。

（3）红色或淡棕色：溃疡病出血、胃癌出血、食管或胃底静脉曲张破裂出血等。

（4）咖啡色：陈旧性出血。

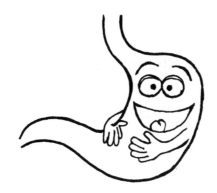

◎胃液气味

正常胃液略淡酸味。

（1）无轻度酸味：胃酸缺乏或胃酸分泌低下。

（2）腐臭味：消化不良。

（3）粪臭味：小肠低位梗阻。

（4）氨臭味：尿毒症、肝性脑病。

（5）腥臭味：胃癌。

◎胃液黏液

正常胃液有少量均匀的黏液。出现大量黏液，尤其见于慢性炎症。

胃液酸度

总酸度包括游离酸、结合酸和来自食物或细菌代谢的有机酸如乳酸、醋液以及酸性磷酸盐等。

◎总酸度

空腹 10 ～ 50U，平均 30U。进餐后 50 ～ 70U。

（1）总酸度增多：见于溃疡病、肥大性胃炎。

（2）总酸度降低：见于慢性萎缩性胃炎、恶性贫血、胃癌等。

◎健康指数

正常人基础胃酸分泌量：（3.9 + 1.98）mmol/h。

◎胃液乳酸

胃液乳酸测定正常胃液中仅含少量乳酸。胃乳酸主要是在胃游离盐酸缺乏的情况下，胃内食物被细菌分解产生。正常胃液乳酸为阴性。阳性常见于幽门梗阻、萎缩性胃炎、胃癌。胃癌患者，因胃液中缺乏游离酸，乳酸即可增加，同时发现大量的嗜乳酸杆菌。

◎胃液潜血

正常人胃液中不含血液，但在急性胃炎、消化性溃疡、胃癌时，胃内可有不同程度的出血，可用潜血实验加以证实。胃液潜血试验是临床早期发现上消化道出血及肿瘤等的一种常见筛查方法。

阳性结果见于

（1）急性胃炎、胃癌、上消化道出血等。

（2）胃底静脉曲张破裂出血、尿毒症晚期等。

（3）使用某些药物如铁剂或进食某些实物如动物血等，胃潜血试验都可呈阳性。

（4）口鼻出血吞咽、食管擦伤。

◎胃液镜检（表6-1）

表6-1　胃液镜检

检查项目	英文缩写	参考值
红细胞	RBC	无
白细胞	WBC	100~1000 个/μL 胃液
上皮细胞		少量鳞状上皮细胞
癌细胞		无
细菌		无或少量酵母菌

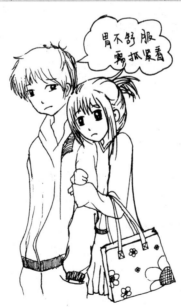

十二指肠引流液一般性状

◎十二指肠引流液的一般性状的参考值（表6-2）

表6-2　一般性状参考值

成分	体积	酸碱度	颜色
胆总管液（A胆汁）	10～20mL	7.0	金黄色
胆囊液（B胆汁）	30～60mL	6.8	深褐色
肝胆管液（C胆汁）	量随引流时间而定	7.4	柠檬黄色
十二指肠液（D胆汁）	10～20mL	7.6	灰白色或淡黄色

镜检正常值

细胞：有白细胞少许或0～20个/HP

上皮细胞：少许或0~1个/HP

结晶：阴性

寄生虫卵：阴性

细菌：阴性，无致病菌

◎化验结果临床意义

大量上皮细胞、白细胞：见于十二指肠炎症、胆管炎症。

结晶：见于胆管结石。

寄生虫卵：见于胆管寄生虫病。

致病菌：见于胆管感染（主要是革兰氏阴性杆菌）。

轻松读懂化验单——体检结果解读与个人健康管理

精液常规检查

精液由精子和精浆组成，其中精子占 10%，其余为精浆。

（1）精液量：正常人一次排精 2 ~ 8mL。

（2）颜色和透明度：正常新鲜的精液呈乳白色或灰白色，液化后呈半透明乳白色，久未排精者可呈淡黄色。

（3）黏稠度和液化：正常新鲜的精液较为黏稠，离体 30min 后自行液化。

（4）酸碱度：正常精液呈弱碱性 pH7.2 ~ 8.9，平均 7.8。可中和阴道分泌物的酸性。

◎前列腺液

前列腺液是前列腺的分泌物，是精液的重要组成部分，约占精液量的 1/10~1/3。

◎前列腺液量

小于 1mL。前列腺炎时可时多时少，有时候甚至采不出。

◎前列腺液颜色

正常为乳白色稀薄液体。

◎前列腺 pH 值

正常前列腺液的 pH 值为 6.5 ~ 6.8，偏酸性。

前列腺液检查包括卵磷脂小体、红细胞、白细胞、滴虫等，主要用于前列腺炎、结核、肿瘤等症状的辅助诊断。

◎正常参考值

卵磷脂小体：满视野 /HPF

红细胞：偶见 / HPF

白细胞：少于 10 个 / HPF

滴虫：阴性 / HPF

（肖玉）

羊水的测定

羊水是指妇女怀孕时子宫内膜腔内的液体，在整个怀孕过程中它是维持胎儿生命不可缺少的重要成分。羊水检查多在妊娠 16 ~ 20 周期间进行，通过羊水穿刺，直取羊水进行检查。

正常参考值：

量

300 ~ 2000mL

颜色

无色透明，妊娠后半期呈乳白色

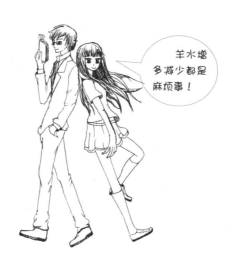

羊水增多减少都是麻烦事！

◎羊水测定异常的临床意义

量

羊水增多见于无脑儿，肠闭锁等胎儿先天性异常，糖尿病等母体疾病；减少常见于胎儿先天性畸形，肺、肾发育不全及羊膜发育不良等。

颜色

（1）黄绿色或者绿色表示羊水内混有胎粪，为胎儿窘迫现象；

（2）棕黄色或者褐色多为胎儿死亡；

（3）金黄色可能为母儿血型不合所致的羊水胆红素增高；

（4）黏稠黄色见于过期妊娠，胎盘功能不全等；

（5）混浊脓性或带臭味表示宫腔感染。

催乳素测定

催乳素是腺垂体分泌的一种蛋白质激素，其主要功能是直接作用于乳腺，使发育完全和具备泌乳条件的乳腺合成乳汁，维持产后泌乳。

正常参考值：

男性：3.0~14.7

女性：3.8~23.2；妊娠后期：95~473

◎临床意义

1. 增多

（1）生理性增多：常见于运动、性交、妊娠、产后、夜间睡眠及月经周期中的分泌期。

（2）病理性增多：常见于垂体肿瘤、乳腺肿瘤、非功能性肿瘤、库欣综合征、肢端肥大症、垂体柄肿瘤、下丘脑肿瘤、脑膜炎、肾衰竭、原发性甲状腺减退、肾上腺机能减退肿瘤的异位生长、胸壁损伤、外科手术创伤、带状疱疹、闭经和乳溢综合征等。

2.减少

病理性减少：常见于广泛垂体功能低下、垂体摘除等。

阴道分泌物

阴道分泌物是由女性生殖系统，主要是由阴道分泌物的一种液体，也叫做"白带"，一般性状检查是观察阴道分泌物的颜色和性状，可以判断阴道有无炎症，还可以进一步诊断炎症的原因。

正常：白带呈白色、糊状，没有气味。若近排卵期，白带多清澈通明，呈鸡蛋清样，量比较多。排卵期后，白带呈白色、浑浊状，较黏稠，量比较少。

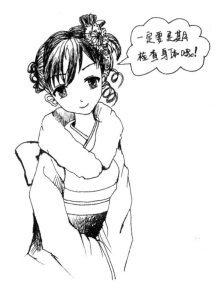

◎阴道分泌物一般性状临床意义

（1）大量无色透明黏性白带：常见于卵巢颗粒细胞瘤或女性激素分泌功能异常。

（2）黄色脓性：常见于滴虫性阴道炎、化脓性细菌感染、慢性宫颈炎、老年性阴道炎、子宫内膜炎和阴道内有异物等。

（3）红色血性：常见于肿瘤、息肉、子宫黏膜下肌瘤、老年性阴道炎、严重的慢性宫颈炎和宫内节育器产生的副作用等。

（4）豆腐渣样：常见于真菌性阴道炎。

（5）黄色水样：常见于宫颈黏膜下肌瘤、宫颈癌、子宫癌和输卵管癌等。

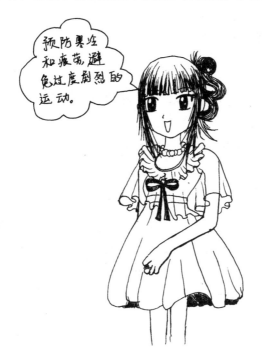

黄体酮测定

黄体酮是由卵巢黄体分泌的一种天然孕激素，在体内对雌激素激发过的子宫内膜有显著形态学影响，能维持妊娠所必需。黄体酮临床上用于先兆性流产、习惯性流产等闭经或闭经原因的反应性诊断等。

检查目的：黄体酮测定可用于不孕症的诊断。连续追踪血中黄体酮浓度可知道是否排卵和排卵的时间，或追踪黄体酮的疗效。此外，黄体酮可用于高危妊娠者产程的监测。

正常参考值：

卵泡期：0.6~1.9nmol/L

黄体期：20.7~102.4nmol/L

绝经期：＜3.2nmol/L

◎临床意义

1. 病理性增高

常见于肾上腺皮质功能亢进、肾上腺肿瘤或者某些卵巢肿瘤。

2. 病理性降低

常见于原发或继发性闭经、排卵障碍、卵巢功能减退症、黄体功能不全等。

◎观察重点

黄体酮功能不足常见症状有月经不规则、妇女高温期只有 8~10 天不易受孕、经血过多、情绪易激动、容易沮丧和疲劳，以及身体有腹胀、水肿、乳房疼痛、头痛等现象。因此，与症状相关的月经周期、月经频率、腹围等都是观察重点。服药方面要注意是否服用避孕药或补充雌激素。妊娠妇女则要密切注意是否有胎动减少或消失。

◎健康指导

停经综合征，必要时可服用雌激素。高危妊娠应密切追踪。定期骨盆超声波检查以早期发现卵巢肿瘤。

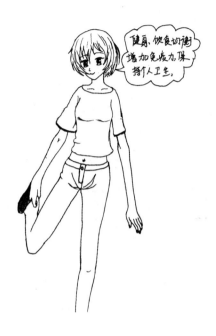

雌二醇测定

雌激素主要由卵巢发育中的滤泡黄体和胎盘所合成分泌，男性和女性体内都有雌激素，但女性的浓度远高于男性，雌激素主要的生理功能为促进的二性征的发育，在男性则与精虫的成熟有关。雌激素依照其结构不同，主要有雌二醇和雌三醇，未妊娠女性的雌激素是雌二醇，雌三醇主要是胎盘产生，是妊娠期间最重要的雌性激素。

◎检查目的

（1）雌酮的检测常用于下列疾病的诊断：多发性卵巢囊肿综合征、子宫内膜异位症、卵巢癌。

（2）雌二醇检测用于评估卵巢功能，主要用于停经和不孕症评估。

◎临床意义

1. 升高

女性正常月经周期和青春期早期雌激素都可能升高。男性乳腺发育，卵巢、睾丸、肾上腺肿瘤甲状腺功能亢进、肝硬化等。

2. 降低

见于先天性染色体异常、垂体功能减退症、性腺功能不全、畏食症等。停经后雌二醇下降，多囊卵巢综合征，剧烈运动，尤其上半身的剧烈运动，妊娠濒临流产等。

◎健康指导

停经综合征，必要时可服用雌性激素。多囊卵巢综合征的治疗主要针对月经异常和不孕症。多半采取服用或注射药物的方式治疗，日常养护最重要的就是要控制体重。另外，患者由于长久闭经，有较高机会患子宫内膜增生、子宫内膜癌、高血压、心脏病、血脂过高、糖尿病等疾病。高危妊娠要密切随访。定期盆腔超声波检查以早期发现卵巢肿瘤。

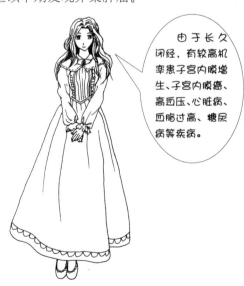

由于长久闭经，有较高机率患子宫内膜增生、子宫内膜癌、高血压、心脏病、血脂过高、糖尿病等疾病。

睾酮测定

睾酮是一种类固醇激素，主要由睾丸和卵巢分泌，少量由肾上腺皮质分泌。睾酮主要的生理功能是促进蛋白质合成和组织发育，促进肌肉和骨骼成长，参与男性第二性征的发育。

◎检查目的

（1）男童青春期生长的评估。

（2）男性不育症或性功能障碍。

（3）多毛症。

（4）女性月经不规律。

◎临床意义

1. 升高

见于雄激素抵抗、先天性肾上腺代谢异常、卵巢癌、多囊卵巢综合征、性早熟。

2. 降低

见于慢性疾病、青春期发育迟缓、垂体功能减退症、泌乳激素肿瘤、睾丸功能不足。

◎观察重点

女性应观察是否有月经不规律的情形。

男性应观察男童发育进度，以及观察毛发分布和浓密稀疏。

◎健康指导

发育迟缓者应正常休息，睡眠要充足并摄取足够营养。女性应调节妇科健康。男性不育或性功能障碍者，除了接受药物或激素治疗外，由于睡眠不足会影响睾酮分泌，导致精神不济、性欲降低、精神不集中与疲惫感，所以一定要有充足的睡眠。

脑脊液一般性状测定

正常脑脊液是无色透明的液体，清澈透明，不形成薄膜、凝块和沉淀物，在蛛网膜下腔和脊髓中央管内，具有保护和营养脑和脊髓的作用。

脑脊液压力：穿刺后测得的脑脊液压力。

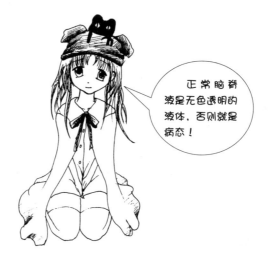

正常脑脊液是无色透明的液体，否则就是病态！

◎正常参考值

新生儿：0.29~0.78kPa（30~80mmH$_2$O）

儿童：0.69~1.96kPa（70~200mmH$_2$O）

成人：0.69~1.76kPa（70~180mmH$_2$O）

◎临床意义

1. 增高

（1）良性高颅压。

（2）各种颅内炎症。

（3）颅内占位性病变。

（4）出血性病变。

（5）缺血性病变。

（6）颅内外伤初期。

（7）脑水肿。

（8）头部淤血，全身瘀血性疾病等。

（9）脑积水。

（10）脑血管栓塞，静脉窦血栓形成。

（11）尿毒症，红细胞增多，癫痫持续状态，青光眼，早、晚期梅毒等。

2. 减低

（1）脑脊液循环受阻：枕大区的阻塞、脊髓压迫症、脊髓蛛网膜下腔粘连、硬膜下血肿。

（2）脑脊液流失过多：颅脑损伤致脑脊液漏、持续性脑室引流、短期内多次放脑脊液。

（3）脑脊液分泌减少。

（4）慢性消耗或衰竭：虚脱、重症脱水、慢性衰竭、精神分裂症、麻痹性痴呆、小儿中毒性消化不良晚期。

（5）良性低颅压综合征。

（6）穿刺针头未完全进入椎管内。

脑脊液细胞计数测定

◎正常参考值

成人 $(0 \sim 8) \times 10^6/L$

儿童 $(0 \sim 10) \times 10^6/L$

婴儿 $(0 \sim 20) \times 10^6/L$

◎临床意义

1. 红细胞增多

其见于脑出血，蛛网膜下腔初出血，脑脊髓外伤，肿瘤，脑膜炎等。

2. 细胞总数增多

其见于化脓性脑膜炎、流行性脑膜炎、结核性脑膜炎早期、肺炎球菌脑膜炎。

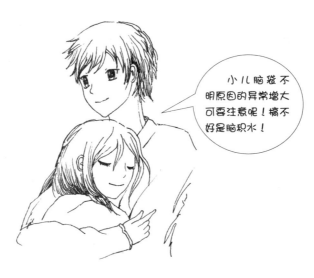

小儿脑袋不明原因的异常增大可要注意呢！搞不好是脑积水！

脑脊液细胞分类计数测定

◎正常参考值

细胞分类计数：淋巴细胞 40%～80%，单核细胞 15%～45%，中性粒细胞 0～6%，其他细胞罕见。

◎临床意义

1. 中性粒细胞增多

其多见于细菌性化脓性脑膜炎。

2. 淋巴细胞增多

其见于病毒性脑炎、梅毒性脑膜脑炎、结核性或真菌性脑膜炎、寄生虫病等。

脑脊液蛋白测定

◎正常参考值

（1）成人

腰池：200～400mg/L

脑池：100～250mg/L

脑室：50～150mg/L

（2）新生儿

腰椎：200～1200mg/L

（3）儿童

脑池：10~25mg/L

腰椎：20~40mg/L

◎临床意义

1. 升高

表示中枢神经系统有器质性损害。

2. 降低

见于慢性脑脊液瘘、良性颅内压增高症、甲状腺功能亢进症、低蛋白血症。

表6-1　脑脊液蛋白含量表

临床情况	脑脊液蛋白质含量（mg/L）
健康成年人	150 ~ 450
细菌性脑膜炎	1000 ~ 30000
结核性脑膜炎	500 ~ 3000，偶可达 10000
浆液性脑膜炎	300 ~ 1000
脑炎	500 ~ 3000
癫痫	500 ~ 3000
神经梅毒	500 ~ 1500
多发性硬化症	250 ~ 800
脊髓肿瘤	1000 ~ 20000
脑瘤	150 ~ 2000
脑脓肿	300 ~ 3000
脑出血	300 ~ 1500

脑脊液糖测定

◎正常参考值

葡萄糖氧化酶法：

成人 2.5 ~ 4.4mmol/L

儿童 3.3 ~ 5.0mmol/L

婴儿 3.9 ~ 5.0mmol/L

◎临床意义

1. 增多

病毒性感染、脑或蛛网膜下腔出血、病毒性脑炎、乙型脑炎、脊髓灰质炎、脑水肿、糖尿病等。

2. 减少

多见于化脓性脑膜炎、结核性脑膜炎、真菌性脑脊髓膜炎、脑脓肿、梅毒性脑膜炎、麻痹性痴呆、低血糖等。

浆膜腔液一般性状测定

正常生理情况下，无积液。

◎正常参考值

量：胸腔液< 20mL；腹腔液< 50mL；心包腔液< 30mL。

颜色：一般漏出液为淡黄色，渗出液颜色较深。

气味：无特殊气味。

透明度：漏出液透明，偶见浑浊，渗出液因含大量细胞、细菌、乳糜等有不同程度的浑浊。

凝块：漏出液不易凝固，而渗出液易凝固，也可因蛋白质被细菌的酶类分解破坏而不发生凝固。

比重：漏出液多在 1.018 以下，而渗出液多在 1.018 以上。

◎临床意义

（1）量增多：常见于结核性胸膜炎、肺炎、肺癌、结核性腹膜炎、肝硬化、恶性肿瘤等。

（2）颜色：红色见于结核病、各种肿瘤、血友病、肝破裂、脾破裂等；黄色见于黄疸、肺炎链球菌感染、葡萄球菌感染、大肠杆菌感染；白色见于丝虫病、肿瘤、淋巴管堵塞等；绿色见于铜绿假单胞菌感染。

（3）气味：粪臭味见于大肠埃希菌感染；恶臭味见于厌氧菌感染导致的积脓。

浆膜腔液蛋白定量

浆膜腔液蛋白指检测积液中的蛋白质含量，需要进行此项检查的人包括心力衰竭、肝功能异常、长期咳嗽的患者。

◎正常参考值

漏出液＜ 25g/L；渗出液＜ 30g/L

◎临床意义

1. 胸腔积液

（1）充血性心力衰竭，通常为漏出液，但长期使用利尿药时，蛋白定量可＞30g/L；

（2）上腔静脉阻塞或上腔静脉血栓形成时，多为漏出液，但如为肿瘤压迫并侵及胸膜时则可为渗出液；

（3）恶性肿瘤时，一般为渗出液，蛋白含量常在 20 ～ 40g/L 之间；

（4）结核性胸膜炎，为典型的渗出液，蛋白含量在 30g/L 以上；

（5）肺栓塞时，约为 3/4 为渗出液，1/4 为漏出液。

2. 腹腔积液

（1）肝硬化一般多为漏出液，但合并感染时可为渗出液，有资料显示，肝硬化时渗出液可占一半左右；

（2）结核性腹膜炎时多为渗出液；

（3）恶性肿瘤或感染性腹腔积液时，蛋白定量有时也可在漏出液范围内。

🐝 浆膜腔液镜检

◎正常参考值

因穿刺损伤，可见少量红细胞、白细胞；漏出液多＜ 300×10^6 个 /L，渗出液多＞ 1000×10^6 个 /L

◎临床意义

急性炎症：中性粒细胞增多。

慢性炎症：淋巴粒细胞增多。

过敏性疾病、寄生虫感染：嗜酸性细胞增多。

肿瘤细胞：见于恶性肿瘤引起的渗出液。

间皮细胞：漏出液多见，渗出液少见。

细菌：漏出液无细菌，渗出液可见致病因。

◎漏出液及渗出液的鉴别要点

表 6-2　漏出液和渗出液的鉴别

	漏出液	渗出液
原因	非炎症所致	炎症、肿瘤或物理化学刺激
外观	淡黄、浆液性	不定，可为黄色、脓性、血性、乳糜性
透明度	透明或微混	多混浊
比重	< 1.018	> 1.018
凝固	不自凝	能自凝
黏蛋白定性	阴性	阳性
蛋白质定量	25g/L 以下	40g/L 以上
LDH 活性	在正常血清活性范围内	增高，为血清 2.5 ~ 30 倍
细胞计数	常 < 0.1×10^6 个 /L	常 > 0.5×10^6/L
细胞分类	以淋巴细胞为主	根据不同病因，分别以中性粒细胞或淋巴细胞为主
细菌学检查	阴性	可找到病原菌
细胞学检查	阴性	可找到肿瘤细胞

（肖玉、肖莹、常玉珠）

轻松 读懂化验单——体检结果解读与个人健康管理

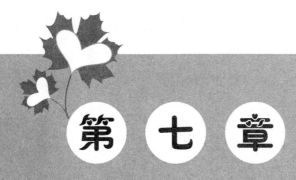

第七章

器官功能检查值和健康管理

肝功能检查判断肝炎、肝硬化和肝癌等诊断的重要依据，那么该如何对肝功能检查结果进行分析呢？

胆红素

（见血液生化检查）

谷草转氨酶测定

（见血液生化检查）

总胆汁酸测定

总胆汁酸是胆汁中的主要成分，是胆固醇经肝组织代谢的最终产物。

正常参考值：0 ～ 20 μmol/L

◎异常分析

病理性增高：多种肝病：肝细胞损伤、肝纤维化、肝癌、肝血瘤等。

◎健康指导

当总胆汁酸出现异常时，一定要引起高度重视。平时应积极改善生活方式，适量运动，饮食上注意尽量少食肥肉，动物及植物油，多吃新鲜水果蔬菜、木耳、豆制品、粗粮，促进脂类的代谢。

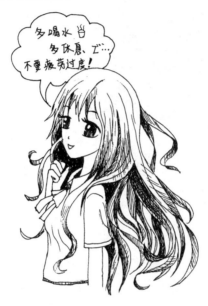

🐞 血清前白蛋白测定

血清前白蛋白是肝脏合成的一种糖蛋白，由 4 个相同的亚基组成，血清前白蛋白测定可反映肝脏合成和分泌蛋白质的功能，可作为肝功能损害的早期指标以及提示一些疾病的变化及预后。

正常参考值：180 ～ 390mg/L

◎异常分析

血清前白蛋白升高：见于急性肝炎恢复期、有肝损害者戒酒后、霍奇金病、肾病综合征等。

血清前白蛋白降低：见于重症肝炎、急性肝炎、慢性活动性肝炎、非代偿性肝硬化、肝癌、阻塞性黄疸等。

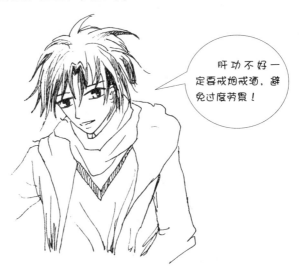

肝功不好一定要戒烟戒酒，避免过度劳累！

◎健康指导

平时多吃绿色蔬菜，如胡萝卜、绿色青菜等，多吃含水分多的水果，橘子、西瓜、水蜜桃等。

血清单胺氧化酶测定

血清单胺氧化酶为催化单胺氧化脱氨反应的酶，作用于一级胺及甲基化的二级胺、三级胺，也作用于长链的二胺。

正常参考值：健康成人血清单胺氧化酶活性小于 36U/L。

◎异常分析

活性升高：见于肝硬化、各型肝炎、糖尿病合并脂肪肝、甲亢等。

活性降低：可见于烧伤、服用避孕药等。

◎健康指导

动物肝脏、分泌腺、脑，有肝病的患者少吃或不吃，适量运动，多食新鲜水果蔬菜。

🦠 血清腺苷脱氨酶

血清腺苷脱氨酶是嘌呤核苷代谢中重要的酶类，属于巯基酶，每分子至少含2个活性巯基，其活性能对氯汞甲酸完全抑制。

正常参考值：4～20U/L

活性增高：见于急性黄疸型肝炎、慢性肝炎、肝硬化、骨髓性白血病等。

活性降低：见于重度免疫缺陷症状。

🦠 碱性磷酸酶测定

碱性磷酸酶几乎存在于身体的各个组织，以骨骼、牙齿、肾脏含量较多。血清中的碱性磷酸酶主要由骨细胞产生，经肝胆系统进行排泄。临床上碱性磷酸酶测定主要用于骨骼、肝胆系统疾病的诊断和鉴别诊断，尤其是黄疸的鉴别诊断。

正常参考值：

女：1～12岁 <500U/L；15岁以后 40～150 U/L

男：1～12岁 <500U/L；12～15岁 <750U/L；15岁以后 40～150 U/L

◎异常分析

增高：阻塞性黄疸、肝硬化、肝坏死、乳腺癌、肺癌等。

尿酸测定

尿酸是机体内嘌呤代谢的最终产物，由肾小球滤过，大部分由肾脏排出，肾小球滤过功能受损时，尿酸即潴留于血中含量升高，此项指标用于早期诊断肾脏病变。

正常参考值：90 ～ 420 μmoI/L

◎异常分析

生理性增高：常见于妊娠反应、食用富含核酸的食物等。

病理性增高：白血病及其他恶性肿瘤、多发性骨髓瘤、真性红细胞等。

病理性降低：恶性贫血、范科尼综合征等。

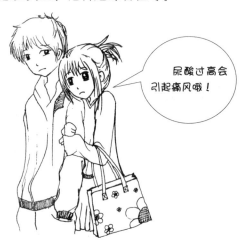

尿酸过高会引起痛风哦！

肌酐测定

肌酐是人体肌肉代谢的产物，一般由肾脏排出体外，临床上检测血肌酐是用于了解肾功能的主要方法之一。

正常参考值：25 ～ 106 μmoI/L

轻松读懂化验单——体检结果解读与个人健康管理

◎异常分析

病理性增高：急慢性肾衰竭、重度充血性心力衰竭、心肌炎、巨人症、肢端肥大症等。

病理性降低：进行性肌肉萎缩、白血病、贫血、肝功能障碍等。

尿免疫球蛋白测定

尿免疫球蛋白是血清中的大分子蛋白，包括 IgM、IgG、IgA。正常情况下，由于肾小球基底膜的选择性功能使之不能透过，所以尿中含量非常低，一旦尿中出现大量免疫球蛋白就说明肾小球底膜病变严重，因此尿免疫球蛋白测定可以评估慢性肾炎及肾病综合征患者的病变程度和预后情况，对诊断尿路感染及泌尿道疾病也有参考价值。

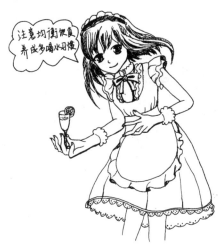

正常参考值：IgG：<9.6mg/L

◎异常分析

病理性增高：慢性肾病、肾病综合征等。

尿微量白蛋白测定

尿微量白蛋白是血液中一种正常蛋白质，但在生理条件下尿液中仅出现极少量白蛋白，称之为尿微量白蛋白。临床中，通常应用尿微量白蛋白指标来检测肾病的发生。尿微量白蛋白的检测是早期发现肾病最敏感、最可靠的诊断指标，也是非糖尿病患者心血管疾病发病的一个危险因子。

正常参考值：<30mg/L

◎异常分析

尿微量白蛋白的增高：说明有早期肾小球损伤，常用于糖尿病肾病、高血压病的早期诊断；尿微量白蛋白的检测还可以用于药物对于肾脏毒性的检测。

尿视黄醇结合蛋白测定

尿视黄醇结合蛋白是血液中维生素的运转蛋白，由肝脏合成、广泛分布于血液、脑脊液、尿液及其他体液中。测定视黄醇结合蛋白能早期发现肾小管的功能损伤，并能灵敏反映肾进曲小管的损害程度，还可作为肝功能早期损害和监护治疗的指标。

正常参考值：男 36 ～ 56mg/L；女 26.7 ～ 57.9mg/L

◎异常分析

升高：肾功能不全、营养过剩性脂肪肝。

降低：见于维生素 A 缺乏症、低蛋白血症、吸收不良综合征、阻塞性黄疸、甲状腺功能亢进、外伤等。

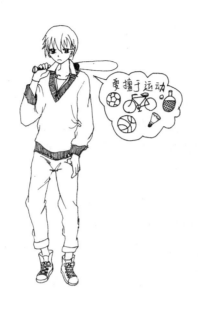

尿转铁蛋白测定

尿转铁蛋白是早期肾小球损伤的指标之一，主要反映肾小球滤过膜电荷选择屏障受损。

正常参考值：＜ 2.5mg/L

◎异常分析

尿转铁蛋白增高：体内的铁利用障碍，或肾脏疾病等。

血清尿素氮测定

血清尿素氮为人体蛋白质分解代谢的产物，90% 以上通过肾脏排泄，其余的则由肠道和皮肤排出。当肾脏发生各种病变，正常的排泄功能遭到破坏时，即引起血液尿素氮浓度升高。血液中尿素氮的含量是肾功能变化的一项重要指标。

正常参考值：2.86 ～ 6.43mmoI/L

◎异常分析

生理性增高：常见于饮用高蛋白的食物。

病理性增高：常见于剧烈呕吐、消化道大量出血、肠梗阻和长期腹泻等。

病理性降低：见于急性肝萎缩、中毒性肝炎、类脂质肾病等。

◎健康指导

尽量多食含有优质的蛋白质，如瘦肉、鱼、鸡蛋等食物。

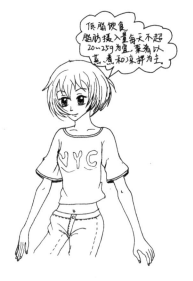

血清肌酐测定

　　血清肌酐是人体肌肉代谢的产物，它是小分子物质，可通过肾小球滤过，在肾小管内很少吸收，每日体内产生的肌酐，几乎全部随尿排出，一般不受尿量影响。临床上检测血肌酐是常用于了解肾功能的主要方法之一，是肾脏功能的重要指标，血清肌酐升高意味着肾功能的损害。

正常参考值：

男：53 ～ 106 μmol/L

女：44 ～ 97 μmol/L

小儿：24.9 ～ 69.7 μmol/L

◎异常分析

生理性增高：常见于剧烈的体力活动之后。

病理性增高：常见于急，慢性肾小球肾炎、肾硬化、多囊肾、肾转移后排斥反应等。

血清肌酐降低：一般见于妊娠、进行性肌肉萎缩、肝功能障碍等。

◎健康指导

当体检中发现血清肌酐超出正常值，最好重视这个问题，咨询医生，使其能够结合病史及其他化验检查，做出准确的分析诊断，以明确病因，及早治疗。

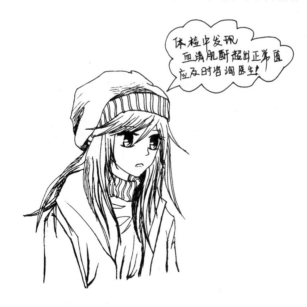

体检中发现血清肌酐超出正常值应及时咨询医生!

血清尿素测定

尿素氮是人体内氮的主要代谢产物，正常情况下，经由肾小球滤过随尿液排出，测定其含量可以估计肾小球的滤过功能，是肾功的主要指标之一。

正常参考值：2.9~7.1mmol/L

◎异常分析

（1）非病理因素。高蛋白饮食会增加，低蛋白饮食会减低。妊娠可增高也可减低。

（2）病理因素。增高：提示肾功能受损，如急性或慢性肾病、肾损伤或肾衰竭、充血性心力衰竭、脑中风、应激反应、心脏病、严重烧伤和脱水。降低：见于严重肝病、营养不良和水肿。

尿渗量测定

尿渗量系指尿内全部溶质的微粒总数量，尿渗量受其他因素的干扰少，更能真实地反映溶液中溶质的含量。

正常参考值：600~1000mOsm/kgH_2O

24小时变动范围：50~1200 mOsm/kgH_2O

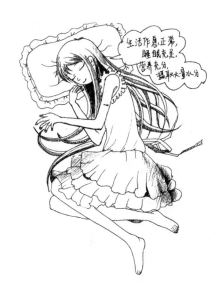

◎异常分析

病理性增高：常见于糖尿病、急性肾炎以及高热、出汗、呕吐、腹泻等脱水症状。

病理性降低：见于尿浓缩功能不全，如慢性肾炎、慢性肾盂肾炎、阻塞性肾病等。

血浆二氧化碳总量测定

血浆二氧化碳总量指血浆中各种形式存在的CO_2总量，其中大部分 (95%) 是HCO_3^-结合形式，少量是物理溶解形式（5%），还有极少量是以碳酸、蛋白质氨基甲酸酯及CO_3^{2-}等形式存在。这是判断代谢性酸、碱中毒的指标之一。

正常参考值：24 ~ 29mmol/L

◎异常分析

病理性升高：见于呼吸性的酸中毒，如肺气肿、肺纤维化、呼吸性麻痹、支气管扩张、呼吸道阻塞；代谢性碱中毒，如幽门梗阻、肾上腺皮质功能亢进等。

　　病理性降低：见于代谢性的酸中毒，如尿毒症、休克、糖尿病酮症酸中毒、严重腹泻及脱水；

　　呼吸性碱中毒，如呼吸中枢兴奋及呼吸加快等。

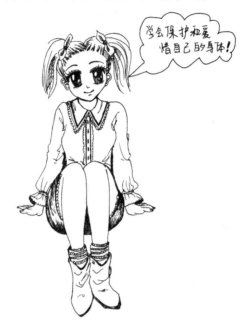

24 小时尿蛋白量测定

　　24 小时尿蛋白定量是指收集 24 小时内排出的所有尿液，测定 24 小时尿量，并对尿液中蛋白质进行定量的一种可反映肾功能情况的尿液检测方法。

　　正常参考值：< 150mg/24h 尿

　　尿蛋白定量判定则更能准确的反应受检者的肾脏功能，偶然一次发生 24 小时尿蛋白定量超标，不能确诊为肾病，存在三次及以上的 24 小时尿蛋白定量指标均高于正常参考范围，才可以判定患者确实发生了肾脏病变。

◎异常分析

生理性的增高：见于剧烈运动、长期直立或仰卧、激动、冷热刺激等。

病理性的增高：常见于肾脏疾病。

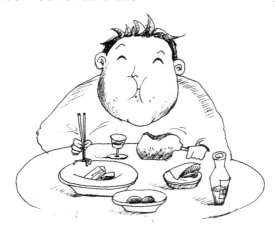

◎健康指导

（1）饮食合理、减肥、适当运动、不抽烟、少喝酒或不喝酒，调适心情；

（2）避免暴饮暴食；

（3）遵医嘱用药，避免应用具有肾脏毒性的药物和毒物；

（4）注意避免和防治感染，因感染会诱发和加重肾脏病进展；

（5）适量（充分）喝水，不憋尿；

（6）控制高血压；

（7）控制糖尿病；

（8）不能随意自行调整用药剂量和方案；

（9）定期的健康检查。

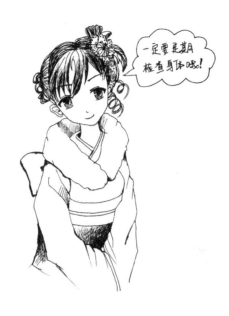

小气道功能测定

吸气状态下内径≤2mm 的细支气管称为小气道,小气道阻力在气道总阻力中仅占 20%。具有气流阻力小, 但易阻塞。小气道病变早期是可逆的,早期发现早治疗有重大意义。

正常参考值:

(1) 闭合气量 (CV) /肺活量 (VC) :

男:0.3856× 年龄－2.3081;女:0.3569× 年龄－0.688

(2) 闭合气量 (CV) /肺总量 (TLC) :

男:0.4988× 年龄＋14.7662;女:0.2913× 年龄＋27.3905

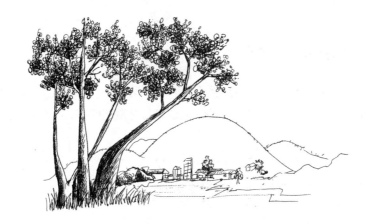

◎临床意义

小气道功能损害常见于受大气污染、长期大量吸烟者,长期接触挥发性化学物质者,早期尘肺、细支气管病毒感染、哮喘缓解期、早期肺气肿、肺间质纤维化等患者。

✿ 吸气分布均匀度测定

在一定压力下,肺容积改变的大小称为肺的顺应性,气体流速大小与气道阻力小与大相。吸气过程中全肺不同区域所受压力都不相同,健康肺内气体分布仅是大致均匀。

正常参考值:氮气浓度 < 1.5%（老人 < 4.8%）

◎临床意义

通气不均的患者肺低通气区吸氧量较少,呼出的气体中其含量增高（气体分布不均）,常见于慢性阻塞性肺气肿。

肺弥散功能测定

肺的主要功能是气体交换,即氧与二氧化碳的交换。由于二氧化碳弥散能力比氧大20倍,所以一旦出现弥散障碍,主要是氧弥散的障碍,严重时可出现缺氧。

正常参考值:

男性 (28.84±4.84) mL/ (mmHg·min)

女性 (22.13±3.09) mL/ (mmHg·min)

◎异常分析

病理性增强: 常见于红细胞增多症、心内左至右分流致肺动脉压力增高等。

弥散功能减低: 主要见于肺间质疾患,如弥漫型肺间质纤维化,其他如肺气肿时,由于肺泡壁的破坏,弥散面积减少或贫血时血红蛋白减低,都能使肺弥散量减少。

肺容量测定

在呼吸运动中,呼吸幅度不同可以引起肺内容纳气量的变化。

肺容量的测定包括潮气容积、补吸气容积、补呼气容积、残气容积、深吸气量、肺活量、功能残气量,共八项。

正常参考值:

潮气容量: 成人 500mL

补吸气量: 男性 2.16L 左右; 女性 1.5L 左右

补呼气量: 男性 0.9L 左右; 女性 0.56L 左右

深吸气量: 500.9L 左右

肺活量: 3.56L 左右

残气量：男性 1.380+0.63L

◎临床意义

表 7-1 肺容量测定的意义

项目	意义
补呼气量	降低表示气道阻塞及呼吸肌肌力减退
深吸起量	降低反应肺和胸廓弹性及吸气肌力减弱
肺容量	降低常见于胸畸形、肺损伤、肺炎等疾病
残气量与功能残气量	两者出现异常增加等，见于慢性阻塞性肺气肿
残气量与肺总量	其比正常值为 35%，增加见于支气管哮喘，减少见于肺纤维化病

肺通气功能测定

肺通气功能测定是单位时间内肺脏吸入或呼出的气量。凡能影响呼吸频率，呼吸幅度和流速的生理、病理因素，均可影响通气量。

正常参考值：

每分钟静息通气量：男性（6.663±0.2）L；女性（4.217±0.16）L

每分钟肺泡通气量：成人 4.2L 左右

每分钟最大通气量：男性（104±2.71）L；女性（82.5±2.17）L

用力肺活量：3 秒钟呼出为正常

呼气高峰流量：成人约 5.5L/s

◎临床意义

每分钟肺泡通气量减少常见于肺气肿、肺梗死；肺泡通气量增加会产生呼吸性碱中毒；用力肺活量超过 3 秒表示有限制性通气障碍。

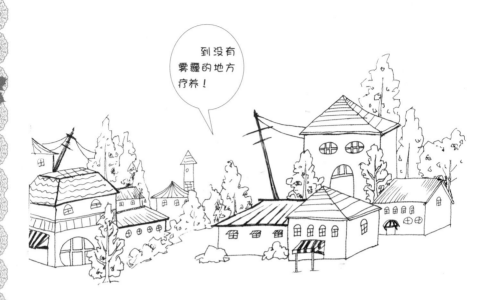

◎健康指导

（1）均衡饮食，多吃水果蔬菜高蛋白饮食，少脂肪、少热量、少糖、少盐；

（2）多运动，一周保证 3 次 30min 以上的运动；

（3）保持理想体重；

（4）戒烟限酒；

（5）保持平和心态避免生闷气及过于激动；

（6）规律的饮食及休息；

（7）定期做健康查体；

（8）控制正常的血压、血脂。

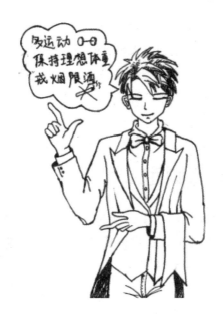

肌红蛋白测定

肌红蛋白（Myoglobin，Mb）是一种氧结合血红素蛋白，主要分布于心肌和骨骼肌组织。

正常参考值：3.5~22.8ng/mL

◎异常分析

增高

（1）非病理因素：肌内注射、剧烈运动、酗酒和某些药物等会使肌红蛋白溶度增高。

（2）病理性因素：在急性心肌损伤时，Mb最先被释放入血液中，在症状出现约 2～3 小时后，血中 Mb 可超出正常上限，9～12 小时达到峰值，24～36 小时后恢复正常。对于怀疑急性冠脉综合征（ACS）的患者建议连续采样测定，因为症状出现和蛋白标志物释放到血液之间有一段延迟。在 ACS 早期诊断和监测的临床效用已有大量文献报告。Mb 阴性有助于排除心梗。肌红蛋白灵敏度高但特异性低，临床上需结合其他心肌标志物联合检测。外科手术、肌肉萎缩症或肾衰竭患者肌红蛋白也会增高。

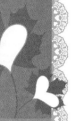

乳酸脱氢酶测定

乳酸脱氢酶（LDH，LD）存在于机体所有组织细胞的胞质内，其中肾脏含量较高。常用于心肌梗死，肝病和某些恶性肿瘤的辅助诊断。

正常参考值：109~245U/L

◎临床意义

（1）心肌梗死：心肌梗死后 9 ~ 20h 开始上升，36 ~ 60h 达到高峰，持续 6 ~ 10 天恢复正常（比天门冬氨酸氨基转移酶、肌酸激酶持续时间长），因此可作为急性心肌梗死后期的辅助诊断指标。

（2）肝脏疾病：急性肝炎、慢性活动性肝炎、肝癌、肝硬化、阻塞性黄疸等。肿瘤转移所致的胸腹水中往往也升高。

（3）血液病：如白血病、贫血、恶性淋巴瘤等。

（4）骨骼肌损伤、进行性肌萎缩、肺梗死等。

（5）恶性肿瘤转移所致胸、腹水中乳酸脱氢酶活力升高。

（6）正常新生儿水平很高，可达 775 ~ 2000U/L，满月后为 180 ~ 430 U/L，以后随年龄增长逐渐降低，12 岁后趋于稳定。

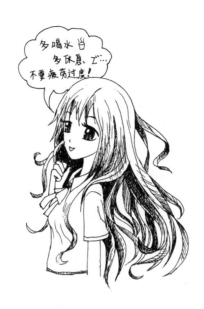

α - 羟丁酸脱氢酶测定

α-羟丁酸脱氢酶（α-HBDH）主要存在于心肌当中，当心肌受到损伤时，会被释放到血液中。

正常参考值：80~200IU/L

◎异常分析

1. 非病理因素

因红细胞内 α-HBDH 含量高，溶血标本会使结果偏高。

2. 病理因素

（1）增高：见于心肌梗死，但 LDH/α-HBDH 比值减低（0.8~1.2）活动性风湿性心肌炎、急性病毒性心肌炎的溶血性贫血等 α-HBDH 增高，LDH-1 也增高。

（2）减低：见于肝实质病变，但 LDH/α-HBDH 比值增高（1.6~2.5）。

肌钙蛋白 I 测定

肌钙蛋白 I（TNI）是一种能够使心肌肌肉松弛的蛋白。在心肌受损时，被心肌释放进入血液，因此测定测定血清中肌钙蛋白可以很好的反应心肌受损的严重程度。

正常参考值： < 0.04ng/mL

◎异常分析

肌钙蛋白升高提示心肌损伤，可见急性心肌梗死、不稳定型心绞痛、肺梗死、心力衰竭及其他导致心肌损伤的疾病如胰腺炎、结缔组织病等，数值越高损伤范围越广。当心肌损伤后，心肌肌钙蛋白复合物释放到血液中，4～6小时后，开始在血液中升高，升高的肌钙蛋白 I 能在血液中保持 6～10 天。肌钙蛋白 I 具有高度心肌特异性和灵敏度，所以肌钙蛋白 I 已成为目前最理想的心肌梗死标志。部分肾功能不全者亦可出现升高。

肌酸激酶测定（CK）

肌酸激酶检测是心肌和骨骼肌疾病诊断中最特异和最敏感的指标。

正常参考值：男 38~174U/L

女 26~140U/L

◎异常分析

肌酸激酶（CK）总活性增高最多见于急性心肌梗死和全身性肌肉疾病，其他可见脑疾病、心肌炎、手术及感染等情况，在急性心肌梗死后 3~8 小时即升高，10~24 小时达到高峰，3~4 天恢复正常，心肌梗死后肌酸激酶最大值很少超过 7000U/L，如果肌酸激酶＞7000U/L 提示存在骨骼肌疾病。值得注意的是在心肌梗死方面，由于肌酸激酶总活性特异性差，需和肌酸激酶同工酶联合检测以增加其特异性。

肌酸激酶同工酶测定

肌酸激酶同工酶（CK-MB）测定的最重要意义在于诊断急性心肌梗死。
正常参考值：＜25IU/L

◎异常分析

急性心肌梗死胸痛发作后 4～6 小时，患者血清 CK-MB 先于总活性开始升高，12～36 小时达峰值；多在 72 小时内恢复正常。其最高值达对照组 4.9～22 倍以上。如果梗死后 3～4 天，CK-MB 仍持续不降，表明心肌梗死仍在继续进行，如果已下降的 CK-MB 再次升高则提示原梗死部位病变扩展或有新的梗死病灶；如果胸痛患者在 48 小时内尚未出现 CK-MB 升高，即可排除急性心肌梗死的诊断。

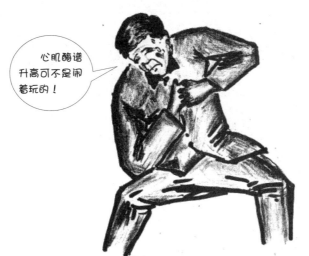

（刘倩、李杨、蔚百彦）

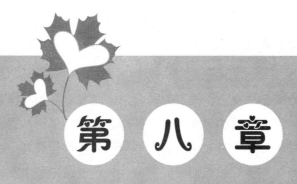

第八章

部分常用设备诊断指标和健康管理

心电图

心脏犹如一个用电带动的射血泵，心电来自于心肌细胞膜内外正负离子流动而产生的电位差形成电流，先有心电活动，再有心脏的机械收缩。心电活动传导到体表，用心电图机记录下来的波形就称为心电图。通过心脏的电活动可以了解心脏的工作状态是否正常。心电图对于心律失常、心肌梗死可做出确定性的诊断，对于心肌缺血、心脏肥大、药物及电解质紊乱对心脏的影响有重要的参考价值。心电图机具有其他大型设备不能替代的地位，已有百年历史，现仍广泛应用于临床。

◎正常及正常范围心电图（包括正常心电图及大致正常心电图）

（1）窦性心律：心脏的节律是以心脏激动的发源点来命名的，位于右心房上部的窦房结是心脏的最高级别的起搏点，从窦房结发出的节律引起心脏的激动就叫窦性心律，是正常心律。来自于窦房结以外（包括心房、房室交界区或心室）的激动点发出的节律都称为异位心律，属于异常心律。正常的窦性心律的频率是 60~100 次 / 分。

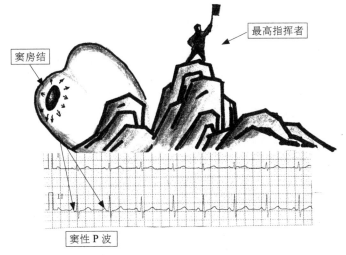

窦房结是心脏激动的最高指挥

（2）窦性心动过速：窦性心律大于 100 次 / 分称窦性心动过速。常见于正常人，在精神紧张、情绪激动、剧烈运动、烟酒过量时均可出现一过性心动过速。其他原因也可出现窦性心动过速，常见于发热、甲状腺功能亢进、贫血、心力衰竭、更年期综合征及部分药物影响，如阿托品等。

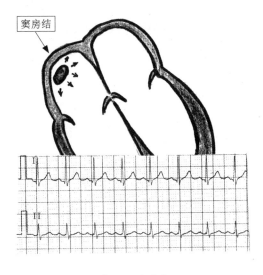

窦性心动过速

（3）窦性心动过缓：窦性心律小于 60 次 / 分称窦性心动过缓。多由于迷走神经张力增高所致。常见于健康人、运动员及老年人。若严重心动过缓（即心率小于 45 次 / 分）且伴有乏力、晕厥等，则需要进一步检查和治疗。

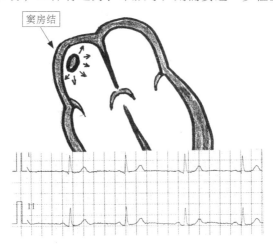

窦性心动过缓

（4）窦性心律不齐：窦性心律时每个心动周期相差 0.12 秒以上称为窦性心律不齐。它跟呼吸、迷走神经张力、起搏点在窦房结内游走等因素有关。窦性心律不齐是窦性心律的常见情况，无需特殊治疗。最常见于正常青少年，多属生理性改变。极少数情况下，器质性心脏病患者窦性心动过缓伴窦性心律不齐时可伴有症状，则予以对症处理。

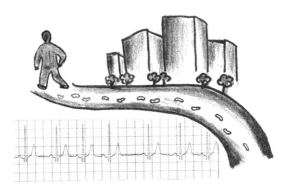

窦性心律不齐犹如人走路的步伐大小不一

左室高电压：心脏电活动产生的电压变化，反映在心电图左心室导联上，其最大电压超过正常值称为左室高电压。它表达的意义要结合临床判断。无引起左心室肥大的病因，心电图仅表现为左室电压增高，多见于正常人，最常见青少年或体型较瘦而胸壁薄的人，属于正常范围心电图。如果有高血压、先天性心脏病、风心病、心肌病等器质性心脏病的病史，心电图表现左室高电压并且伴有 ST-T 异常改变，则提示左心室肥大。所以左室高电压一定要结合病史再做结论。

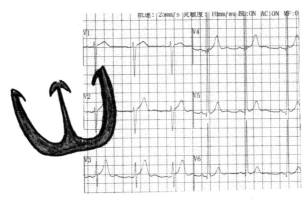

左室高电压

◎心房及心室肥大

　　心房及心室肥大包括有壁的增厚以及腔的扩大。如果说影像学是从形态的角度反映心脏情况，那么心电图则是从心电生理活动反映心脏的细微变化。二者观察的角度不同，心电图诊断心脏肥大敏感性稍差，但是特异性较好，特别是当心电图出现左室肥大的证据时，高度提示器质性心脏病的存在。

　　（1）右心房肥大：多由肺源性心脏病、肺动脉高压引起，所以亦称"肺型 P 波"。常见病因为先天性心脏病的法洛四联症、房间隔缺损、肺心病等。心电图"肺型 P 波"并非等同于右心房肥大，低钾血症、甲状腺功能亢进、交感神经兴奋性增强等，也可引起酷似右心房肥大的心电图表现，所以应注意病因鉴别。

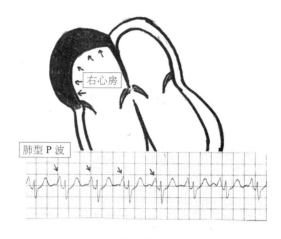

右心房肥大

（2）左心房肥大：首先发现在二尖瓣狭窄的患者中，故称之为"二尖瓣型 P 波"。常见于风心病、二尖瓣狭窄、主动脉瓣病变、慢性左心衰等导致的左心房压力或容积的负荷过重，引起左心房肥大。当心电图出现"二尖瓣型 P 波"时，还应通过其他必要的检查，找出可能的病因。

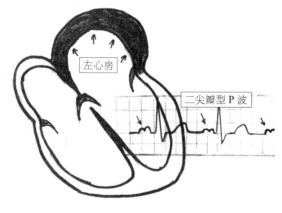

左心房肥大

（3）左心室肥大：在左室高电压中已经叙述过。左心室肥大心电图表现为左室电压增高并伴有电轴左偏、QRS 时限延长及 ST-T 异常改变等。左心室肥大多伴有心脏器质性病变，常见于高血压、先天性心脏病、风湿性心脏病、肥厚性心肌病等。

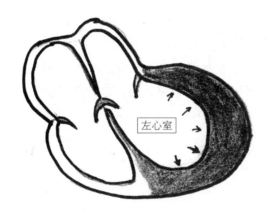

左心室肥大

（4）右心室肥大：比左心室肥大少见，多见于慢性肺源性心脏病、先天性心脏病、风湿性心脏病等。

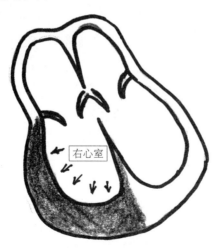

右心室肥大

◎心肌缺血及心肌梗死

（1）ST-T异常改变：ST-T异常是指S-T段的压低伴有T波的低平或倒置。引起ST-T异常改变有多种原因，常见有心肌缺血、心肌损害、自主神经调节因素、电解质紊乱以及药物的因素等原因，都可引起ST-T异常改变。所以，需要临床医师结合患者年龄、病因、病史做出结论。对于年龄大者并伴有高血压、高血脂、糖尿病等，多是缺血性改变。但对于一些无器质性心脏病的，特别是一些年轻女性，容易因工作及生活压力大、情绪紧张而造成自主神经功能调节紊乱，也可引起ST-T异常改变，这时就不能简单的诊断为"心肌缺血"或"心肌劳损"，以免造成没必要的心理负担。所以，ST-T异常改变者，一定要结合临床。

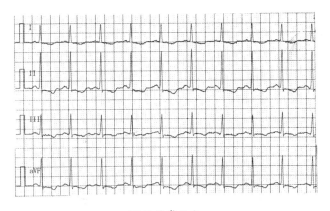

ST-T异常改变

（2）心肌梗死：是冠状动脉急性闭塞所致心肌急性缺血、坏死。心电图是诊断心肌梗死最重要的指标之一。心电图检查可以了解是否发生心肌梗死、梗死的部位、严重程度及演变过程。心肌梗死根据发病的时间分为急性心肌梗死和陈旧性心肌梗死。急性心肌梗死发生后，病史超过三个月，S-T段和T波不再变化，只留下一个坏死性Q波，称为陈旧性心肌梗死。其本质就是一个坏死后瘢痕的存在，可作为回忆性诊断。在这里特别提示，心电图是诊断心肌梗死最有价值的检查方法，若有胸痛表现或怀疑心肌梗死请及时检查心电图，使心肌梗死能早诊断、早治疗。

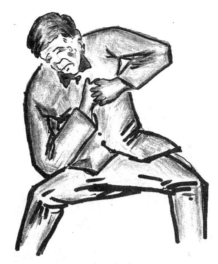

心前区疼痛

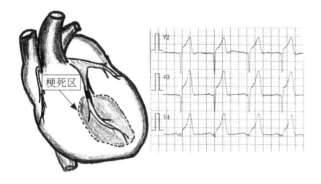

心肌梗死

◎心律失常的激动起源异常

（1）早搏：也叫"期前收缩"，是指在窦性或异位心律的基础上，心脏某一起搏点比基本心律提前发出激动，引起心脏搏动，称为早搏。它是临床上最常见的一种心律失常。根据异位起搏点的起源不同，早搏可分为房性早搏、交界性早搏和室性早搏。也有异位激动来自多个部位称为"多源性早搏"。

早搏发生频率＜6次/分为偶发早搏，≥6次/分为频发早搏。偶发早搏可以发生在正常人，其发生率和早搏数随年龄增长而发生的机会增多。频发早搏常见于器质性心脏病患者，如冠心病、心肌病、心肌炎、药物作用（如洋地黄、胺碘酮等类药物），也可见于疲劳过度、情绪激动、发热等诱因。

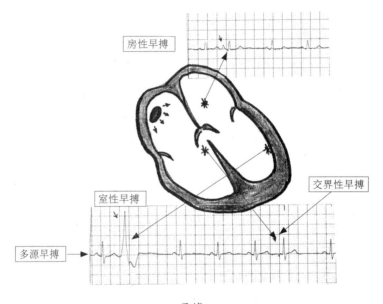

早搏

（2）逸搏与逸搏心律：逸搏与早搏相反，早搏是提前主动发生，而逸搏是推后被动发生的。当最高起搏点窦房结的自律性降低或丧失，或发生窦房阻滞、房室阻滞，使激动不能下传至心室，低位起搏点（包括心房、房室交界区和心室）以其自身的频率被动发出有效激动称为逸搏，如果逸搏连续发生3次或3次以上时称为逸搏心律。逸搏本身具有生理保护作用，可防止心室长时间停搏对机体造成的危害，它是一种保护机制，具有积极的意义。但是逸搏是继发性的、是被动的，所以寻找引起发生逸搏的原因尤为重要。

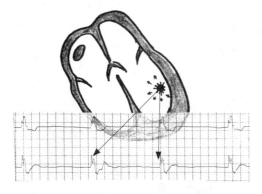

室性逸搏心律

（3）心房颤动：心房颤动是一种较常见的心律失常。成人发病率 0.3%~0.4%，随着年龄的增加，发生率成倍增加，超过 75 岁者发生率接近 10%。初次发作的房颤在 48 小时之内，称为急性房颤。慢性房颤根据发生的持续状况可分为阵发性、持续性和永久性三类。心房颤动常见于器质性心脏病患者，以风湿性心脏病发病率最高，此外还有冠心病、高血压心脏病、心肌炎、心包炎、肥厚型心肌病、甲亢性心肌病、先天性心脏病、慢性肺源性心脏病等，此类疾病一旦出现心房颤动多为持久性的。房颤的主要危害是心室率不规则和快心室率造成的血流动力学障碍、血栓栓塞机会的增加以及心房肌的电重构。所以对于慢性房颤的治疗，控制心室率和预防栓塞并发症尤为重要。

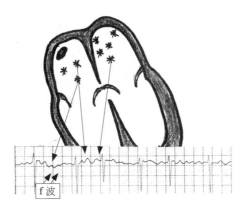

f 波

心房颤动

（4）心房扑动：发病率低于房颤，是房颤的十分之一。表现为阵发性或短暂过程，历时数分钟或数小时后转为窦性心律或演变成房颤，也可以有持续时间长者，一般认为持续 72 小时以上的房扑很少能够自行恢复窦性心律，多数最终转变为房颤。房扑和房颤在发生机制、临床过程及治疗等都有相似之处。房扑多见于器质性心脏病患者，如冠心病、风湿性心脏病、先天性心脏病、肺心病和心肌病等。

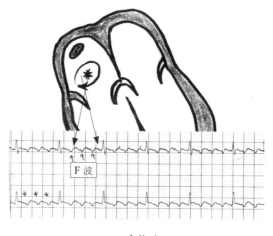

心房扑动

◎传导阻滞

心脏内有一些特殊纤维组织和心肌细胞构成传导系统，包括五个部分：即窦房结、结间束、房室交界区、房室束及其分支、蒲肯野纤维。其中任何一个部分或者环节出现异常，不能将激动正常传导，使激动传导发生延缓或阻断就叫传导阻滞。根据阻滞的部位不同分为窦房阻滞、房室阻滞、室内阻滞（包括左、右束支及分支阻滞）。根据阻滞程度分为完全性阻滞和不完全性阻滞。如果将心脏的心房和心室形象的比作两间两层楼房子，那么传导系统就是房子中的电路，给心脏供血的冠状动脉系统是房子的水路，所以传导阻滞并非等同于血管阻塞。

1. 心脏传导系统

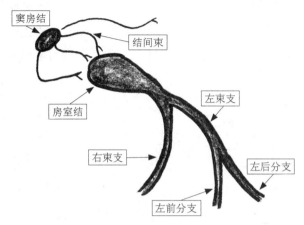

（1）房室阻滞：房室传导阻滞是指激动从心房往心室传导的过程中发生阻滞，根据阻滞的程度不同，将阻滞分为三度。其中一、二度为不完全性房室阻滞，三度为完全性房室阻滞。

一度房室阻滞：表现为房室传导时间延长。常见于心肌炎、药物中毒、老年人传导系统退行性病变，少数也可见于正常人。一度房室阻滞常不需治疗，但急性一度房室阻滞需要病因治疗。

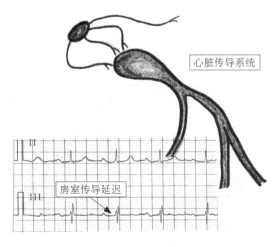

一度房室传导阻滞

二度房室阻滞分为二度Ⅰ型房室阻滞和二度Ⅱ型房室阻滞。

二度Ⅰ型房室阻滞：房室传导时间逐渐延长，直至心室搏脱漏，周而复始，称为文氏现象。在临床上常见于急性风湿性心肌炎、洋地黄过量及急性下壁心肌梗死，也可见于迷走神经兴奋性增高。二度Ⅰ型房室阻滞大多为暂时的，预后较好，无须特殊治疗。

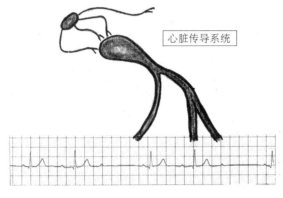

二度Ⅰ型房室阻滞

二度Ⅱ型房室阻滞：房室传导时间固定而伴有心室漏搏称为二度Ⅱ型房室阻滞。见于心肌病、前壁心肌梗死、洋地黄中毒等，多有房室传导系统的损害，可发展为高度或三度房室阻滞。

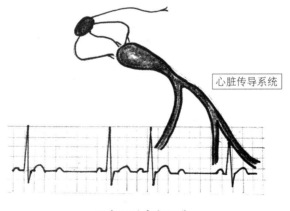

二度Ⅱ型房室阻滞

三度房室阻滞：为完全性房室阻滞。室上性激动完全不能下传至心室，造成房室分离，常伴有缓慢的逸搏心律。可发生于各种器质性心脏病引起的心肌损害，有晕厥发作者是植入起搏器的指征。

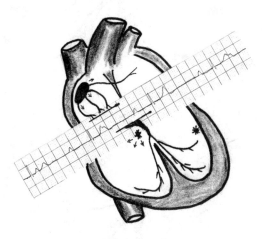

三度房室阻滞

（2）室内阻滞：心室内的传导系统包括左束支、右束支、左束支分支（左前分支、左后分支）、蒲肯野纤维及心室肌，任何一支前向传导延缓或者传导中断就会造成室内阻滞。因右束支细长易受损，所以右束支阻滞常见。根据 QRS 波群时限分为不完全性右束支阻滞和完全性右束支阻滞。

不完全性右束支阻滞：QRS 时限＜ 0.12 秒。可见于正常人群，长期追踪预后良好。也可见于伴有器质性心脏病者，常见病因有先天性心脏病的房间隔缺损或室间隔缺损、风湿性心脏病的二尖瓣狭窄。

完全性右束支阻滞：QRS 时限≥ 0.12 秒。常见病因有先天性心脏病房间隔缺损、冠心病、高血压性心脏病、风湿性心脏病、慢性肺源性心脏病等。无器质性病变者无重要意义，不影响预后。

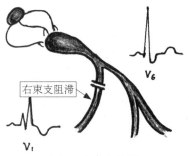

完全性右束支阻滞

左束支传导阻滞：多伴有器质性心脏病，常见病因有冠心病、高血压、扩张型心肌病、传导系统退行性病变。左束支传导阻滞预后与基础心脏病有关。

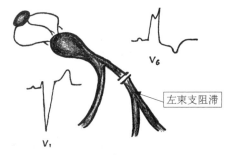

完全性左束支阻滞

左前分支阻滞：常见于冠心病、心肌病、心肌炎、传导系统退行性病变等。单纯的左前分支阻滞无其他心血管异常通常认为是良性室内阻滞，不影响预后，包括老年人。

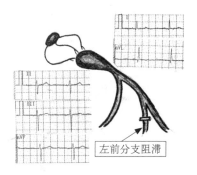

左前分支阻滞

左后分支阻滞：单纯左后分支阻滞发生率很低，因左后分支粗而短，且有两支血管双重血供。冠心病是左后分支阻滞最常见的病因，其次是高血压心脏病、心肌病、主动脉瓣病变、心肌炎等。急性心肌梗死时新出现左后分支阻滞，提示预后差。

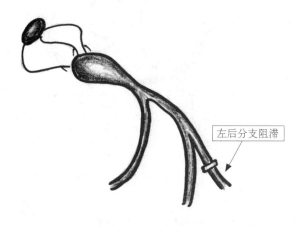

左后分支阻滞

◎预激综合征

心房和心室之间有正常的传导路径，在传导路径之外若存在有异常附加肌束或旁道，心房激动从两条途径同时下传，从旁道下传的激动先于正常路径到达心室，引起该部分心室预先激动，称为心室预激。由于旁道的存在和正常路径形成一个折返环，容易发生快速性心律失常以及相关的临床表现，所以称为预激综合征。根据旁路的部位不同，分为典型预激综合征（WPW综合征）、短P-R综合征（LGL综合征）及变异型预激综合征。临床上仅有心电图表现心室预激波而无心动过速发作的患者并不需要治疗。对预激综合征的治疗仅限于治疗其并发的快速性心律失常，分为药物治疗和非药物治疗。药物治疗容易复发，非药物治疗是应用射频消融术阻断旁路，消除发生快速性心律失常的基础，达到根治的目的。

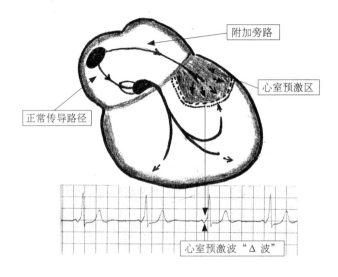

附加旁路

心室预激区

正常传导路径

心室预激波"Δ波"

预激综合征

◎药物及电解质紊乱对心电图的影响

临床上使用某些药物,以及血清电解质浓度异常,可以影响心电图的改变,掌握这些心电图变化的特点,可以早期发现某些药物的中毒和电解质的紊乱,为临床提供诊断和治疗依据。

（1）药物影响:如果您因病情需要长时间使用洋地黄、奎尼丁、胺碘酮等药物,应定期观察心电图变化。

洋地黄类药物:使用该类药物期间,若心电图出现 Q-T 间期缩短、ST-T 呈"鱼钩型"改变,称洋地黄效应,表示已接受洋地黄治疗,但并不意味着洋地黄中毒,更不是停用洋地黄的指标,可继续使用。如果出现各种心律失常,常见有频发室性早搏或多源性早搏、房性或交界性心动过速、房室阻滞等,或伴有视觉异常,如黄视、绿视,则提示为洋地黄中毒,要及时停药。

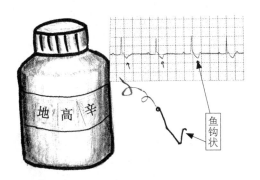

洋地黄效应"鱼钩状 T 波"

奎尼丁、胺碘酮类药物：使用该类药物应定期观察 Q-T 间期的变化，若出现 Q-T 间期延长或伴有严重的心律失常，应及时去就医，临床医生根据心电图改变情况减少药物用量或停药。

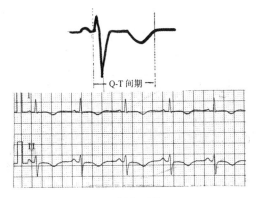

Q-T 间期延长

（2）电解质紊乱：电解质紊乱是指血清电解质浓度的增高与降低超过正常范围。无论增高与降低都会影响心肌的电活动，使心电图发生相应的改变，这些变化常早于血液化验之前表现出来，因而对早期诊断可提供一定的帮助。需要强调的是，心电图虽有助于电解质紊乱的诊断，但由于受其他因素的影响，心电图改变与血清中电解质水平并不完全一致，如同时存在多种电解质紊乱时又可互相影响，加重或抵消心电图改变。故应密切结合病史和临床表现进行判断。

低钾血症心电图改变：常由禁食或术后钾摄入不足、呕吐或腹泻钾丢失过多、失钾利尿药的应用、甲状腺功能亢进、周期性麻痹等所致。

高钾血症心电图改变：多见于急、慢性肾衰竭，严重创伤，大量溶血导致肾脏排钾功能障碍所致。

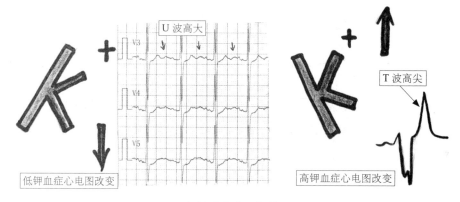

电解质紊乱心电图

◎起搏器心电图

起搏器是一个具有特定频率及多种传感功能的电子脉冲发生器，植入体内作为人工起搏源代替心脏的起搏点，是治疗不可逆的心脏激动及传导功能障碍，特别是严重的缓慢性心律失常、反复发作的恶性室性心律失常的有效方法。起搏器根据植入电极的心腔进行分类，分为单腔起搏器、双腔起搏器、三腔起搏器及四腔起搏器。常用是单腔或双腔起搏器，三腔及四腔起搏器是近年来开始应用的，主要用于治疗某些扩张型心肌病、顽固性心力衰竭，可协调房室及心室间活动，改善心功能。起搏器有多种工作模式，通过心电图可以了解起搏器的起搏及感知功能是否正常，所以患者要遵照医嘱定期到医院复查心电图。平时应尽量避免接触到强磁场，保障起搏器在正常工作状态。

x

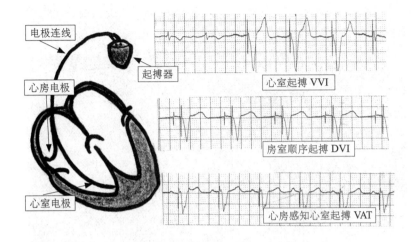

电极连线

起搏器

心房电极

心室电极

心室起搏 VVI

房室顺序起搏 DVI

心房感知心室起搏 VAT

心脏起搏器

（赵长安）

B 超

正常成年人每年至少应做一次超声体检，部位包括腹部、泌尿系、妇科、乳腺、血管、心脏等，以上部位超声体检常见的疾病有脂肪肝、肝囊肿、肝血管瘤、胆囊壁毛糙、胆囊结石、胆囊息肉、肾结石、肾囊肿、前列腺增生、子宫肌瘤、卵巢囊肿、乳腺增生、颈总动脉硬化、心脏瓣膜反流等。下面就超声体检常见疾病的健康指导及就医指南介绍给大家。

（一）脂肪肝

脂肪肝是由于多种原因引起脂肪在肝脏内的过度蓄积。

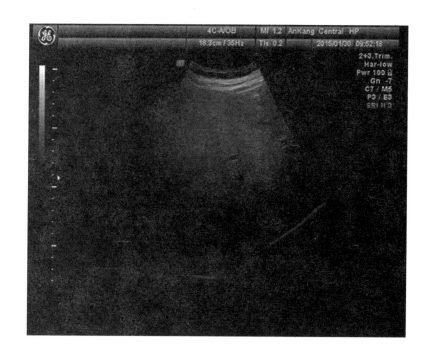

◎健康指导

（1）保持良好的生活方式、作息时间以及合理的饮食习惯。

（2）不吸烟、少喝酒、控制体重、作息规律，保持健康良好的心理状态，正确对待压力。

（3）合理膳食，三餐进食应有规律，晚餐不能过饱，不能饭后即睡，多吃谷类、蔬菜、水果等。

（4）加强健身运动，一定强度的运动可以增加体内多余脂肪的消耗，选择中等强度的有氧运动，如慢跑、骑车、快走、爬山、游泳、打球等，均可促进体能消耗，消除体内过多的脂肪，每天持续运动30 ~ 60分钟，每周坚持3 ~ 5次。

（5）定期检查，积极消除脂肪肝的病因，通过健康体检加强健康监护，早发现，早治疗，就能有效地控制脂肪肝发展，提高群体的健康水平。

（二）肝囊肿

肝囊肿大多是先天性的，一般没有症状，建议动态观察。

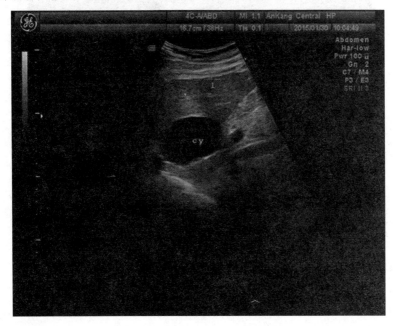

◎健康指导

（1）一般来说，肝囊肿对人体健康没有多大影响，患者不必紧张。

（2）过大的肝囊肿可在超声引导下穿刺引流介入治疗。

（3）在生活和工作上没什么要特别注意的地方。

（4）肝囊肿不会癌变，可以放心。

（5）不能喝酒，少抽烟。

（6）B超诊断肝囊肿十分可靠，一般不必再做更多的检查。

（7）饮食建议，多吃含优质蛋白质高的食物，多吃红色蔬菜，少吃辛辣、油炸食品。

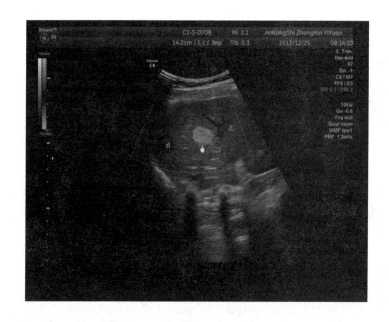

（三）肝血管瘤

　　肝血管瘤较多见，是肝脏最常见的良性肿瘤，小的病变多无症状，较大的可以造成上腹部不适。

◎健康指导及就医指南

　　（1）平时应注意保持心情舒畅，切忌暴怒。

　　（2）多吃蔬菜、水果，保持大便通畅。

　　（3）不要剧烈运动，以免血管瘤破裂，定期复查随诊即可。

　　（4）如果大于5厘米，建议介入治疗，属于微创手术，恢复快，效果好。

　　胆囊息肉：一般认为该病的发生与慢性炎症有密切关系。

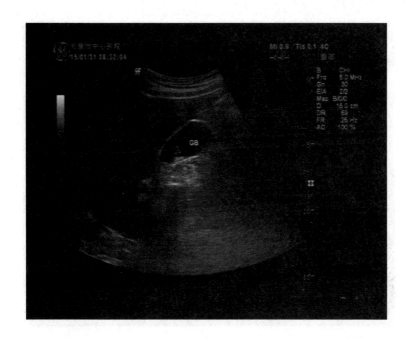

（四）胆囊息肉

一般认为该病的发生与慢性炎症有密切关系。

◎健康指导

（1）饮食要有规律，早餐很重要，吃好早餐对胆囊息肉患者极为重要。

（2）低胆固醇饮食，克服不健康的生活习惯，如熬夜、吸烟等，坚持户外活动，保持良好的心态。

（3）禁酒及含酒精类饮料，保持健康的生活方式。

（4）①每三个月定期检查，如出现又上吸不适，及时到肝胆外科治疗；②息肉超过 0.7cm，需密切观察；③息肉超过 1cm，需要手术治疗。

（五）胆囊结石

胆囊结石的形成原因与遗传因素、个体因素、饮食因素等有关。

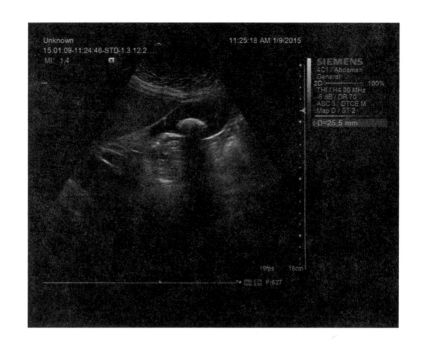

◎健康指导

（1）胆结石患者要多食清淡食物，少食辛辣、油腻的高脂肪食物，如油煎鸡蛋、油炸糕、肥肉、动物内脏等，由于胆结石胆囊炎常常引起胃部不适，所以要以馒头、面条等易消化食物为主，并以温热为主，忌生冷，忌暴饮暴食，忌烟酒。

（2）定期 B 超检查，确定胆囊大小，结石大小位置活动度，胆囊壁厚薄是否毛糙，胆总管是否扩张，以便确定治疗方式，如发现结石嵌顿、胆囊体积增大张力增大，疼痛剧烈时及时到医院，及早手术。

（3）如果发现胆囊内只有一颗直径较大的结石并且症状不太明显时，可以保守治疗，可以用些消炎利胆的药物，并要定期复查 B 超，结合饮食注意，尽量不要服用碎石排石药物，以防引起小结石嵌顿甚至进入胆总管引起急性炎症。

（六）胆囊壁毛糙、增厚

引起胆囊壁毛糙、增厚的原因很多。

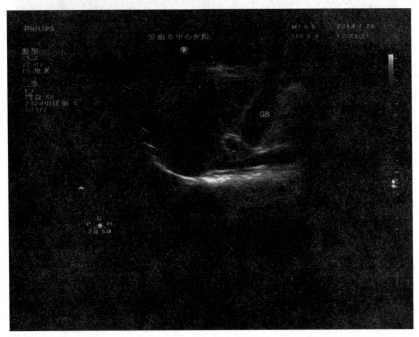

◎健康指导

（1）胆囊壁毛糙不等于胆囊炎，壁轻微毛糙，没有增厚，症状不明显，不必治疗，建议定期复查。

（2）胆囊壁毛糙、增厚，症状明显，建议到专科就诊。

（3）平时少吃油腻的食物，多吃蔬菜、水果。

（4）少喝酒。

（七）肾结石

肾结石的形成与饮用硬化水、尿量过少、饮食习惯、体质原因有关。

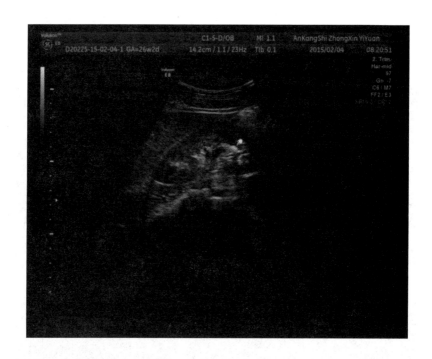

◎健康指导

（1）大量饮水增加尿量排石，每天尿量在 2000 ~ 3000mL。

（2）补充维生素，可以防止结石发生。

（3）控制钙的摄入量，包括牛奶、奶油及其他乳制品，牛奶及抗酸剂可形成结石。

（4）勿吃含草酸盐的食物，包括豆类、甜菜、芥菜、巧克力、葡萄、菠菜等。

（5）多活动，不爱活动的人容易使钙质淤积在血液中。

（6）药物治疗，如噻嗪类药物、别嘌呤等。

（7）定期复查 B 超。

（8）体外冲击波碎石，对经过一段时间治疗，结石仍未排出的患者，应采取体外冲击波碎石或手术治疗。

（八）前列腺增生

前列腺增生是老年男性最常见的尿路梗阻性疾病。

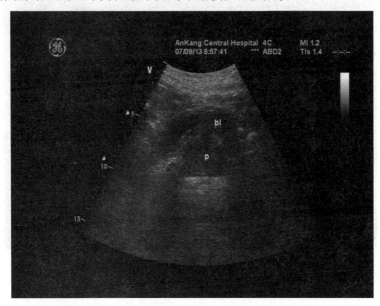

◎健康指导

（1）症状轻一般不需治疗，密切观察。

（2）对于有明显症状的，建议到泌尿外科就诊。

（3）慎用影响排尿的药物。

（4）不要憋尿，适当的饮水。

（5）不吸烟、不喝酒。

（6）避免久坐，节制性生活。

（九）子宫肌瘤

子宫肌瘤多属于良性肿瘤，但是它对女性健康安全的伤害仍然不小，所以女性朋友要予以高度重视，引起的病因有情绪不稳定、晚育、过度肥胖等。

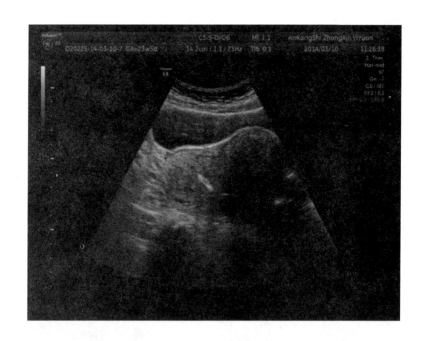

◎健康指导

（1）治疗需根据年龄、症状、肌瘤大小、生育情况、全身健康状况进行全面考虑而定。

（2）对于小于 3 厘米，无明显症状；或近绝经期，无压迫症状者可暂行观察。

（3）坚持每 3 个月复查一次，一般在绝经后肌瘤可逐渐萎缩。

（4）在随访期间发现肌瘤增大或症状明显时，应考虑手术治疗。

（5）经长期保守治疗无效，或症状明显，肌瘤较大，合并贫血及生长迅速者，应考虑手术治疗。

（十）卵巢囊肿

卵巢囊肿卵巢出现囊肿是一个很普遍的现象，绝大多数卵巢囊肿都是良性的。

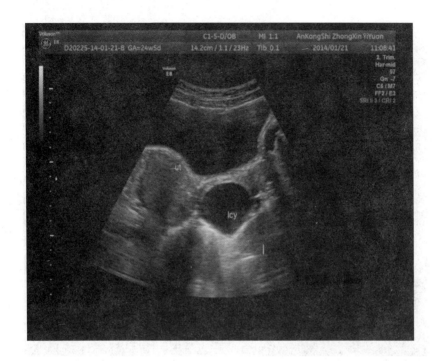

◎健康指导

（1）治疗需根据囊肿大小、症状、年龄、生育情况、全身健康状况进行全面考虑。

（2）对大于 3 厘米的囊肿，建议定期复查 B 超。

（3）定期复查 CA125 标记物。

（十一）乳腺增生

乳腺增生主要与内分泌失调有关，好发于生育年龄的女性。

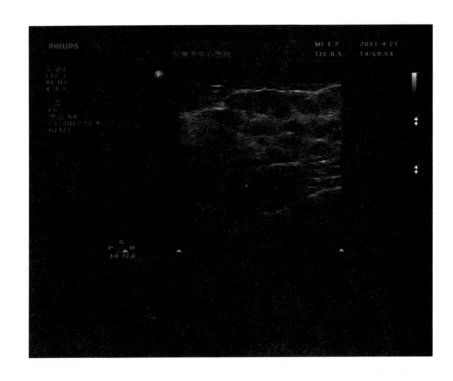

◎健康指导

（1）生活要有规律，劳逸结合。

（2）情绪稳定，保持良好的精神状态，有利于乳腺增生的康复。

（3）饮食要清淡，多吃蔬菜、水果、鱼类、奶类及菌类食物。

（4）适当地进行体育锻炼，增强体质。

（5）禁止吸烟、饮酒、忌食生冷、油腻、辛辣食物等。

（6）防止乳房受到挤压，穿合体内衣。

（7）学会自查的方法，留意自身病情变化，定期到医院复查，与医生交流。

（十二）颈总动脉硬化

颈总动脉硬化血脂高是动脉硬化的危险因素。

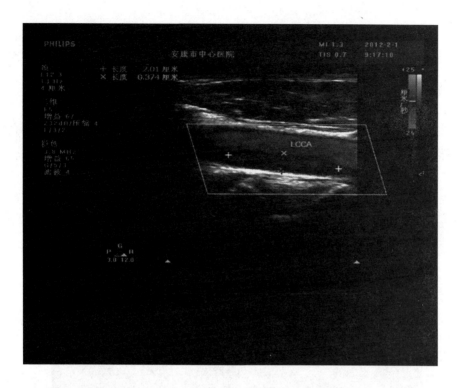

◎健康指导

（1）找专科医生咨询治疗方案。

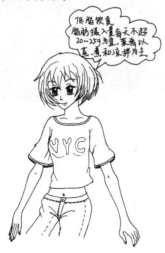

（2）限制食物性胆固醇的摄入，如鸡蛋黄、蟹黄和各种动物内脏。

（3）低脂饮食，脂肪摄入量每天不超过 20 ～ 25 克为宜，菜肴以蒸、煮和凉拌为主。

（4）限制总热量的摄入。

（5）戒烟限酒，适量饮酒，尤其是葡萄酒，对防治动脉硬化可能有益，以每天不超过 100 克为宜。

（6）选择适当的体育锻炼。

（十三）心脏瓣膜反流

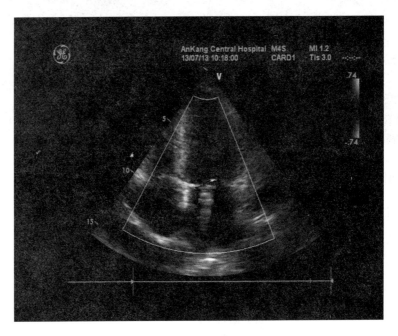

◎健康指导

（1）正常情况下，肺动脉瓣及三尖瓣可出现少量生理性反流，一般没有症状，如果出现有类似于皮肤冷、呼吸困难、水肿等症状，需找专科医生就诊指导。

（2）二尖瓣及主动脉瓣反流一般属于病理性，建议去正规医院接受治疗，定期复查。

（张义连）

骨密度检查、预防与治疗

◎骨密度

骨密度是"骨骼矿物质密度"的简称，是早期诊断骨质疏松及疗效观察，预测骨折可能性的重要依据。

◎骨密度的测定

实际临床工作中，通常用 T 值来判断骨密度是否正常。

T 值参考范围：当 T 值在 − 1 ～ + 1 之间，为骨量正常。

骨量减少：T 值在 − 1 ～ − 2.5 之间

骨质疏松：T 值低于 − 2.5

◎健康指导

（1）饮食预防：①多吃富含钙的食物。多吃是指次数多、每次量适度，达到总量多。不能采取次数少，每次量大，达到总量大，这样非但不能很好吸收，还会引起高血钙症。②多吃富含维生素的食物。③多吃含微量元素锌、铜的食物。忌吃：①忌食刺激性食物。②不能长期饮浓茶。③忌食过咸、过甜之物。

（2）运动：增加各种户外运动，包括散步、慢跑、快走、跳舞等有氧运动等，因为这些运动可以刺激骨细胞形成新骨，从而提高骨密度。

（3）改变生活方式和习惯预防：不抽烟，少喝酒，不喝浓茶，不食用过多的高蛋白食品，不挑食和暴饮暴食。家中摆设要简单，做好防摔、防碰、防绊等措施。

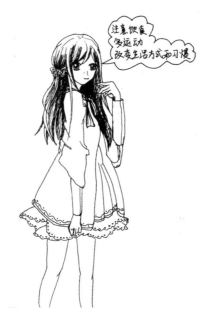

（郭彩玲）

❀ 颅内多普勒血流图

颅内多普勒血流图（TCD）对颅内动脉狭窄具有一定的诊断价值，测量各条血管的血流参数，包括收缩峰值流速、舒张末流速、平均流速、阻力指数，可作为早期筛选性诊断方法。

◎临床应用

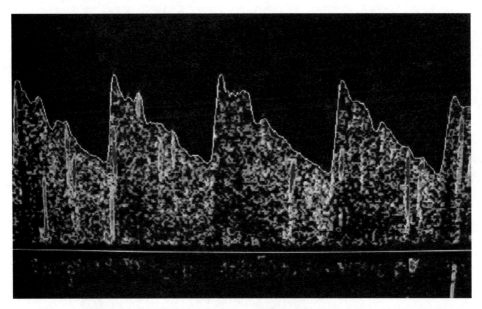

通常用于检测左右侧大脑前动脉、大脑中动脉、大脑后动脉、椎动脉及基底动脉、椎动脉。

正常：血流速度正常，无异常流速。

◎异常

（1）大脑中动脉血流速度

增快：多数原因是该动脉本身狭窄，大脑中动脉血流速度明显。

减慢：同侧颈内动脉闭塞性病变和大脑中动脉慢性进展性闭塞。

（2）大脑前动脉血流速度

增快：对侧大脑前动脉发育不良、对侧颈内动脉闭塞性病变、同侧大脑中动脉闭塞和该动脉本身狭窄。

（3）大脑后动脉血流速度

增快：同侧颈内动脉闭塞、同侧大脑中动脉慢性闭塞和该动脉本身狭窄。

（4）一侧椎动脉血流速度

增快：动脉自身狭窄，对侧椎动脉或锁骨下动脉闭塞性病变。

减慢：同侧椎动脉发育不良或椎动脉近段闭塞病变，伴血流方向改变时，则提示同侧锁骨下动脉起始部闭塞性病变。

（5）双侧椎动脉伴基底动脉血流速度

增快：常见颈内动脉闭塞性。

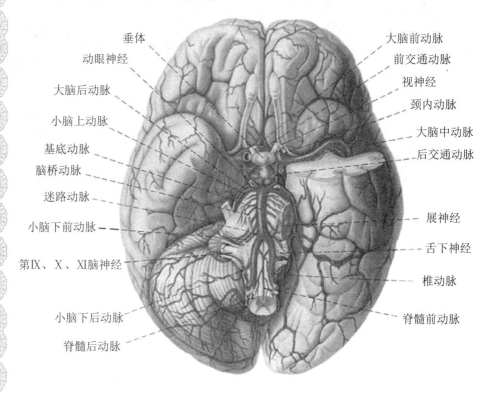

垂体
动眼神经
大脑后动脉
小脑上动脉
基底动脉
脑桥动脉
迷路动脉
小脑下前动脉
第Ⅸ、Ⅹ、Ⅺ脑神经
小脑下后动脉
脊髓后动脉

大脑前动脉
前交通动脉
视神经
颈内动脉
大脑中动脉
后交通动脉
展神经
舌下神经
椎动脉
脊髓前动脉

◎健康指导

（1）建议尽快行 CTA 或 MRA 检查，如果提示脑血管局部狭窄明显，建议进一步行全脑血管造影检查，明确诊断。

（2）建议养成良好的生活习惯，注意低盐、低脂、低胆固醇饮食，戒烟酒，注意劳逸结合。保持良好心情，避免情绪过度波动。

（3）注意检测血压、血糖，完善自我管理，经常自测血压，保持血压在正常值范围。

（4）可吃些改善脑血管循环的药物，如服用辛伐他丁以软化血管治疗，并设法改善血液的黏稠度治疗。

（5）必要时专科就诊。

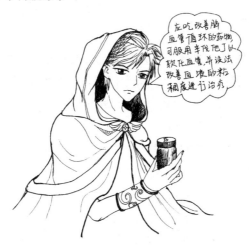

（梅一枝）

 # 红外线乳腺检查

红外线乳腺检查是根据人体的生物组织对红外光吸收不同的原理，用红外探头对乳腺组织进行透照，经显示器显示乳腺组织的各种病变情况。临床医师通过图像处理能迅速准确的诊断各种乳腺疾病，根据阴影的深浅、边界及血管的分布情况可以鉴定出增生和囊肿，良、恶性肿瘤等不同的乳腺病。临床使用证明对乳腺病能提供迅速、准确、无损的科学诊断。

红外乳腺检查对患者无损伤，可反复检查，较 B 超、X 光机具有方便、快捷、安全、成本低廉等优点，是各类乳腺疾病诊断过程中一个非常快捷、准确、必要的检查项目。

（一）乳腺增生

乳腺增生：是乳腺组织导管和乳小叶在结构上的退行病变及结缔组织的增生。据调查约有 70%～80% 的女性都有不同程度的乳腺增生，多见于 25～45 岁的女性。

◎健康指导

（1）小叶增生忌食咖啡、可可、巧克力等食品。这类食物中含有大量的黄嘌呤，会促使乳腺增生，因此，女士们应少吃这类食品。

（2）饮酒也被认为是乳腺疾病的大敌。有研究发现，女性每天饮白酒，患乳腺肿瘤的机会大幅度增加。

（3）滥用含雌激素类的保健品或长期使用美容化妆品，以及更年期妇女长期过量使用雌激素，都被认为是诱发乳腺疾病的原因。

（4）忌辛辣刺激调味品或食物，如姜、蒜、辣椒、韭菜、花椒、油炸食品、动物脂肪、甜食及过多进补食品。

（5）尽量少吃过多的荤类食物，避免吃辛辣的食物，以及熬夜等。

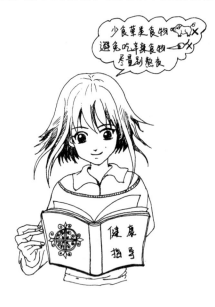

（二）乳腺囊肿

乳腺囊肿又称为乳汁淤积症，是哺乳期因一个腺叶的乳汁排出不畅，致使乳汁在乳内积存而成。临床主要表现是乳内肿物，常被误诊为乳腺肿瘤。

◎健康指导

（1）乳腺囊肿患者改变饮食结构，少吃油脂类食物。

（2）防止肥胖，尽量避免使用含有雌激素的药物。

（3）禁止滥用避孕药及含雌激素的美容用品。

（4）不吃雌激素喂养的鸡、牛肉。因为这些都可使乳腺出现增生，或使乳腺增生加重。

（三）乳腺纤维瘤

乳腺纤维瘤虽属良性，但有恶变可能，故一旦发现，应予手术切除。手术切下的肿块必须常规地进行病理检查，排除恶性病变的可能。

◎健康指导

（1）爱护乳房，坚持体检：每个不同年龄段的女性都应坚持乳房自查，每月的月经干净后进行；30岁以上的女性每年到乳腺专科进行一次体检，40岁以上的女性每半年请专科医生体检一次，做到早发现早治疗。

（2）保持良好的心态和健康的生活节奏，克服不良的饮食习惯和嗜好，有规律的工作、生活是预防乳腺疾病发生的有效方法。

（3）正确对待乳腺疾病，不可讳疾忌医。发现乳房有肿块后立即找乳腺专科医生检查，配合治疗。尽管乳腺纤维瘤是良性肿瘤，但也有恶变的可能，特别是妊娠哺乳期间瘤体增长很快或年龄偏大，病程较长，伴有乳腺增生或多次复发者，应提高警惕，及时就诊，防止病情变化。每个女性朋友应做到早预防、早发现、早治疗，要特别关注自己的乳房。

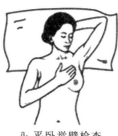

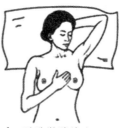

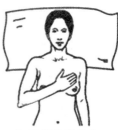

a. 平卧举臂检查
乳房上方

b. 平卧举臂检查
乳房内侧

c. 手臂放下检查
乳房上方

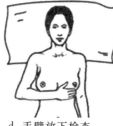

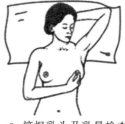

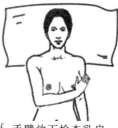

d. 手臂放下检查
乳房外下方

e. 挤捏乳头及乳晕检查
有无溢液

f. 手臂放下检查乳房
外侧及同侧腋下

（张小利）

❀ X光检查

（一）主动脉硬化

　　胸片主动脉硬化，很多老年人都有，是机体衰老、动脉硬化的局部表现。是否治疗，主要看其他伴随的疾病。一般暂时可不处理。密切关注血脂的变化，防范心血管病风险。

（二）主动脉型心影

　　主动脉硬化，管壁增厚或钙化，弹力减低，升主动脉扩张，血容量增加所致，常见于高血压和主动脉瓣病变，平时注意按时休息，避免劳累，合理膳食，适当的锻炼身体，专科就诊。

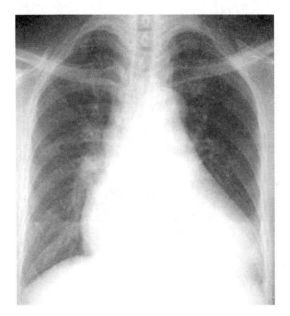

主动脉心影 X 光片

（三）双肺纹理增粗

纹理增粗多见于肺部感染、支气管充血、水肿、分泌物堵塞、支气管部分通气障碍所致。经常吸烟的人容易有。

◎健康指导

（1）清淡饮食，多吃蔬菜、水果，保证充足睡眠。

（2）保持良好心态，多运动。

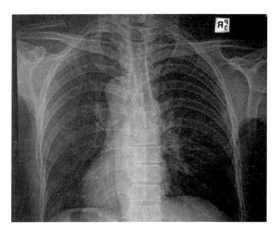

肺纹理增粗 X 光片

（四）支气管炎改变

肺部出现炎症，抗感染治疗即可。

（五）肺下叶钙化灶

提示以前肺部感染或结核现在已经痊愈了。

（六）肺纤维索条

提示肺部的感染导致，呼吸内科就诊。

（七）双肺纤维硬结灶

炎症、渗出，一般的硬结灶多由结核多引起，还有其他原因，无需治疗可以和正常人一样生活和工作。

（八）右侧胸膜肥厚

胸膜增厚和粘连是胸膜炎或胸膜积液的结果。

（九）右侧胸膜粘连

所谓胸膜粘连就是相对两层的胸膜粘着了。这种病变是由肺结核、胸膜炎以及胸部损伤后引发的。

（十）肺结节影

造成肺部弥漫结节影的病因和疾病种类很多，有些疾病仅局限于肺部，有些为全身性疾病的肺部表现。建议 CT 进一步检查。

（十一）肺门影略增大

常见于肺门的淋巴结肿大、炎症（结核和非特异性炎症）、肿瘤（恶性淋巴瘤、转移）、结节病等均可引起淋巴结肿大。建议 CT 进一步检查。

（十二）肺部可见模糊片状致密影

肺部可见渗出改变并纤维、增殖、钙化灶，考虑为肺炎、肺结核。建议进一步检查。

◎健康指导

（1）养成良好的卫生习惯，不随地吐痰。

（2）注意加强营养，必须摄入足够的热量，择食品注意多样化，不可偏食，饮食以清淡为主，尽量做到少食多餐，坚决戒烟。

（3）体检查出异常体征应及时就医咨询。

（十三）颈椎退行性病变

颈椎结构的衰变及机能的衰退。

◎健康指导

（1）适当补钙，多做颈部活动。

（2）若出现头晕、双手麻木等症状，请到神经内科就诊。

（十四）颈椎骨质增生

◎健康指导

（1）加强颈部肌肉锻炼。

（2）按摩颈部两侧斜方肌每日两次，每次 3 ～ 5 分钟。

（3）局部热敷促进血液循环。

（4）睡觉时选择合适的枕头。

（5）防止颈部外伤，消除颈部慢性疲劳性损伤。

（十五）颈椎病

因颈椎椎间关节退变累及神经、血管而产生相应临床表现的一种常见病。颈椎退行性改变是颈椎病发病的主要原因，与发育性颈椎椎管狭窄、慢性劳损有密切关系。

◎健康指导

（1）养成良好的饮食习惯。食物要多样化，以谷类为主。注意营养，合理搭配，多食蔬菜、水果，少食煎烤肥腻之品，适度进食补气养血之品，忌生冷寒凉、荤腥油腻之品，禁烟酒刺激。

（2）确诊为颈椎病可行颌枕带牵引，以解除颈肌痉挛和缓解椎间盘内部压力，脊髓型、椎动脉型、经非手术治疗无效者及神经根型反复发作者，可以考虑手术治疗。平时要注意站、坐、行及劳动姿势，经常锻炼颈部肌肉，增强其抗疲劳能力。

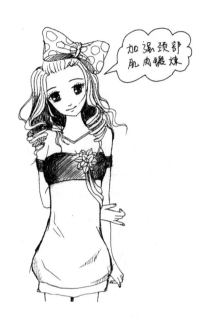

◎预防

（1）纠正颈部不良姿势：要求坐有坐相，站有站相，尽量保持颈部及腰部的平直。避免长时间的伏案书写，每30～60分钟向远方眺望片刻，或进行颈部的锻炼，以消除疲劳。可做一个与桌面呈15°～30°的斜面工作板或斜面桌使用，减少颈椎前屈的程度。

（2）睡觉时平卧位和侧卧位为最佳的体位。采取俯卧位是极其不科学的，应该加以改正。

（3）注意颈肩部保暖，冬天出门时最好穿高领毛衣或带围巾，夏天空调和电扇均不要对颈部直吹。

（4）在生活中防止突然回头及颈部用力过猛，避免低头过久和过于劳累。

（5）适当进行体育锻炼，增加抵抗力。同时配合颈项按摩，用手掌摩擦颈项部，按揉双侧颈部肌肉使其放松，以捏拿时有酸胀痛感为度。

（十六）腰椎退行性变

随着年龄的增长，过度的活动和超负荷的承载，使腰椎加快出现老化，并在外力的作用下，继发病理性改变，以致椎间盘纤维环破裂，椎间盘内的髓核突出，引起腰腿痛和神经功能障碍。

腰椎退变主要是一种随年龄改变的生理过程，但是很多因素可以加快腰椎老化退行性变的进程，引起一系列疾病和症状。

◎健康指导

（1）戒烟控酒，少吃刺激性油腻食品，多吃富含维生素、粗纤维的食品。

（2）禁止久坐久站，长期弯腰，负重，避免外伤，避免剧烈运动。

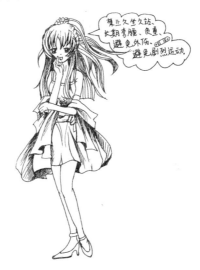

（十七）腰椎椎管狭窄

各种原因引起椎管各径线缩短，压迫硬膜囊、脊髓或神经根，从而导致相应神经功能障碍的一类疾病。

◎健康指导

（1）腰的保护：睡床要软硬适中，避免腰部受到风、寒侵袭，避免腰部长时间处于一种姿势。

（2）腰的应用：正确用腰，搬抬重物时应先下蹲，用腰时间过长时应改

变腰的姿势，多做腰部活动，防止逐渐发生劳损，

（3）腰部保健运动：坚持腰的保健运动，经常进行腰椎各方向的活动。

（十八）腰椎曲度变直

多数是由于长期的不合理姿势所导致。

◎健康指导

（1）保持良好的生活习惯，防止腰腿受凉，防止过度劳累。

（2）站或坐姿势要正确。脊柱不正，会造成椎间盘受力不均匀，是造成椎间盘突出的隐伏根源。正确的姿势应该"站如松，坐如钟"，胸部挺起，腰部平直。同一姿势不应保持太久，适当进行原地活动或腰背部活动，可以解除腰背肌肉疲劳。

（3）锻炼时压腿弯腰的幅度不要太大，否则不但达不到预期目的，还会造成椎间盘突出。因为锻炼一不小心就会造成情况的恶化，锻炼的方法不是所有人都可以拿捏得很准确的。因此，治疗才是关键。

（4）提重物时不要弯腰，应该先蹲下拿到重物，然后慢慢起身，尽量做到不弯腰。

所以锻炼不是最重要的，重要的是早点根治。

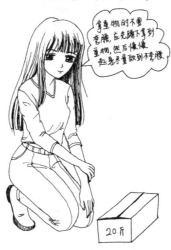

（十九）腰椎骨质增生

◎健康指导

（1）避免长期剧烈活动，拉伤腰部肌肉和韧带。

（2）保持良好的站姿、坐姿、睡姿，睡觉最好睡硬板床，已减轻身体对脊柱的负担。

（3）不能久坐不动，每隔一小时应站起来活动腰部，防止腰部肌肉劳损和椎间盘的损伤。

（4）注意补钙，随着年龄的增长成骨能力下降，特别是 50 岁以后。

（5）注意控制体重，因为身体过重是导致腰椎骨质增生的主要原因。

（6）适当体育锻炼，如散步、慢跑。

◎注意事项

特殊人群包括婴幼儿、孕妇（尤其怀孕初期三个月内），应谨慎 X 线检查，做好必要的防护。

碳 13、碳 14 尿素呼气试验测定见感染性疾病节。

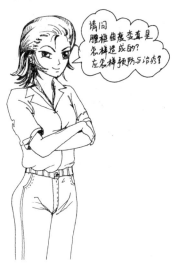

（丁玲）

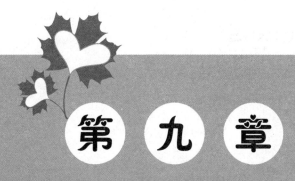

第九章

肿瘤标志物检查及健康管理

甲胎蛋白测定

甲胎蛋白（AFP）是在胎肝和羊水中发现的一种糖蛋白，在成人中水平极低，以作为临床诊断原发性肝癌的常规指标之一。

正常参考值：≤20μg／L

◎阳性结果

病理性增高见于原发性肝癌、胚胎细胞癌、胃癌、肠道癌、胆管细胞癌、胰腺癌和肺癌等恶性肿瘤；急、慢性肝炎，肝硬化，先天性胆管闭塞；妇女异常妊娠，如胎儿有脊柱裂、无脑儿、脑积水、十二指肠和食道闭锁、肾变性、胎儿宫内窒息、先兆流产和双胎等。

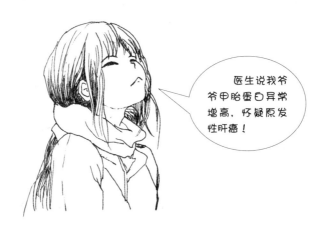

医生说我爷爷甲胎蛋白异常增高，怀疑原发性肝癌！

肝癌的筛查不可仅靠血中甲胎蛋白浓度，必须配合腹部超声检查。除甲胎蛋白外，血中 PIVKA-Ⅱ浓度也可以用于肝癌的筛查，其敏感度较甲胎蛋白高。

癌胚抗原测定

癌胚抗原（CEA）广泛存在于内胚叶起源的消化系统癌，是一种存在于恶性肿瘤细胞的可溶性酸性糖蛋白。癌胚抗原能向人们反映出多种肿瘤的存在，是大肠癌、乳腺癌和肺癌的疗效判断、病情发展、检测和预后估计的一个较好的肿瘤标志物。

正常参考值：≤ 5ng/mL

◎阳性结果

生理性：长期吸烟和妇女妊娠期。

病理性：大肠癌、胰腺癌、胃癌、小细胞肺癌、乳腺癌、甲状腺髓样癌等，还可见于肠梗阻、胆道梗阻、胰腺炎、肝硬化、支气管炎、肺炎、结核病、肺气肿等。

◎注意事项

无需空腹，建议采用不抗凝静脉血分离血清进行测定，避免溶血。

◎健康指导

定期接受血中 CEA 及粪便隐血检验。少食肉类，多食高纤维食物，减少大肠癌的发生。家族成员有罹患大肠癌者，自己必须提高警惕，定期接受直肠镜或大肠镜检查。

（一）前列腺特异抗原测定（PSA）

用来筛检是否罹患前列腺癌。定期检测前列腺特异抗原及游离前列腺特异抗原及其比值，可以在早期筛查出前列腺癌。

正常参考值：≤ 4ng/mL

◎阳性结果

见于前列腺肥大、前列腺炎、肾脏和泌尿系统疾病，还可见于近期内进行前列腺穿刺、前列腺内药物注射、尿道狭窄扩张术等。

◎健康指导

男性 50 岁以上，建议每年接受肛门指检及查血 PSA，以早期发现前列腺癌。若有前列腺癌家族病史，应提前到 40~45 岁。

（二）总前列腺特异性抗原（TPSA）和游离前列腺特异性抗原（FPSA）

正常参考值范围

化学发光法：TPSA 0~4.4ng/mL；FPSA >25%

◎阳性结果

（1）生理性：少量正常人前列腺特异性抗原（PSA）也可增高。在直肠指检前和前列腺活检后几周内 PSA 会假性增高。

（2）病理性：增高见于前列腺癌、前列腺增生和前列腺炎症。

FPSA 有助于鉴别 PSA 在 3~10ng/mL、数字直肠检查阴性，年龄 50~75 岁的前列腺癌和良性前列腺病变患者。TPSA 有助于预后和治疗监测。

◎诊断意义

当 t-PSA 在 4.0 ～ 10.0 μg/L 时，血清中 f-PSA/t-PSA 比值为 0.15 可作为前列腺肥大和前列腺癌的鉴别临界点，比值 < 0.15 时前列腺癌的可能性较大。PSA 浓度越高，f-PSA/t-PSA 比值越小，前列腺癌的可能性就越大。临床上常用血清中 f-PSA/t-PSA 的比值来鉴别良、恶性前列腺肿瘤。

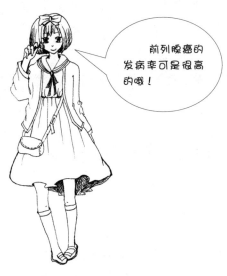

（三）前列腺酸性磷酸酶测定（PAP）

正常参考值：≤ 4ng/mL

前列腺癌血清 PAP 升高，是前列腺癌诊断、分期、疗效观察及预后的重要指标。前列腺炎和前列腺增生 PAP 也有一定程度的增高。

◎阳性结果

病理性的增高见于非小细胞性肺癌、肺癌、膀胱癌、胃癌、结肠癌、良性肝病、肾衰等。

细胞角蛋白19片段测定

不溶于水，正常情况下血清中无法检测出角蛋白。当上皮细胞发生癌变时，大量细胞破坏，会产生大量的细胞角质蛋白19片段，使其数值升高。

正常参考值：< 3.3ng / mL

◎阳性结果

见于非小细胞性肺癌、肺癌、膀胱癌、胃癌、结肠癌、良性肝病、肾衰等。

◎注意事项

无需空腹，建议采用不抗凝静脉血分离血清进行测定，避免溶血，避免唾液污染标本。

◎健康指导

癌症患者应维持正常生活作息，注意营养。

降钙素原测定

降钙素原是一种蛋白质，在健康人的血清中含量极低，几乎不能被检测到，而在全身严重细菌感染和脓毒症等异常情况下，它的含量会异常增加。它不仅可以用于疾病的早期诊断，还可以用于判断治疗效果。

正常参考值：< 0.5ng/mL

◎阳性结果

（1）病理性增高：见于细菌性感染伴随系统性炎症反应，例如腹膜炎、软组织感染；全身性真菌感染、寄生虫感染、胆管引起的胰腺炎、细菌性脑膜炎、新生儿脓毒症等。

（2）病理性降低：见于自身免疫性疾病和慢性炎症、病毒感染，例如乙肝、局部局限性细菌感染、溃疡、浅表微生物移植发展、中毒性胰腺炎、病毒性脑膜炎、局部微生物移植发展等。

◎注意事项

无需空腹，建议采用不抗凝静脉血分离血清进行测定，避免溶血。

🦠 神经元特异性烯醇化酶测定（NSE）

正常参考值：$\leqslant 12.5\,\mu g/L$

起源于神经内分泌细胞的肿瘤会产生过量的神经元特异性烯醇化酶，它作为源自神经内分泌细胞的肿瘤标记物以辅助诊断。

◎阳性结果

神经元特异性烯醇化酶（NSE）增高见于小细胞肺癌、干细胞肿瘤、神经内分泌肿瘤和缺氧后昏迷辅助诊断，多用于检测肿瘤复发。

🦠 鳞状上皮癌抗原测定

正常参考值：$< 1.5\,\mu g/L$

鳞状细胞癌抗原（SCC）：SCC增高见于非小细胞肺癌和头颈部鳞癌，单独的 SCC 测定不能用于解释出现或未出现恶性肿瘤。

◎阳性结果

适用于宫颈癌、肺鳞癌、食管癌、头颈部癌、膀胱癌的辅助诊断及肿瘤复发的监测。

糖类抗原测定

（一）糖类抗原 CA72-4、CA125

正常参考值：CA72-4 0~8.2U/mL；CA125 0~35U/mL

◎阳性结果

生理性：CA125 增高见于妊娠、月经等。

病理性：CA125 增高见于卵巢癌、输卵管和子宫内膜癌、乳腺癌、肺癌、食管癌、胃癌及胰腺癌等，还可见于子宫内膜炎、卵巢囊肿、盆腔炎、肝硬化、充血性心力衰竭。多用于治疗检测和复发可能性判断的指标。CA72-4 增高见于卵巢癌，但临床价值没有 CA125 大。

（二）糖类抗原 CA19-9

正常参考值：< 37U/mL

糖类抗原 19-9（CA19-9）是一种与胃肠道癌相关的糖类抗原，通常分布于正常胎儿胰腺、胆囊、肝、肠及正常成年人胰腺、胆管上皮等处。

◎阳性结果

检测患者血清 CA19-9 可作为胰腺癌、胆囊癌等恶性肿瘤的辅助诊断指标，对监测病情变化和复发有很大意义。胃癌、结 / 直肠癌、肝癌、乳腺癌、卵巢癌、肺癌等患者的血清 CA19-9 水平也有不同程度的升高。

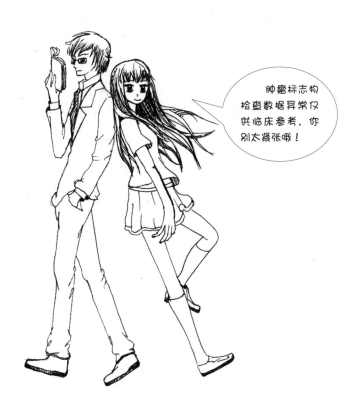

　　其次，为了提高肿瘤标志物在临床诊断中的准确性和检出率，笔者建议对部分肿瘤采用联合检测的方法。现汇总成表列举如下（见表9-1）。

表 9-1　部分肿瘤采用联合检测的方法

肿瘤部位	肿瘤标志物
肝	AFP+CEA+AFU
结肠、直肠	CEA+CA199+CA242+CA72-4
胰	CEA+CA199+CA242+CA50
胃	CA72-4+CEA+CA242+CA19-9
食管	CEA+CA19-9+SCC
肺	NSE+CYFRA21-1+CEA+SCC
乳腺	CA153+CEA
卵巢	CA125+CEA+CA724
宫颈	CEA+CA724
子宫	CEA+SCC
肾	CEA+ β 2-MG
前列腺	FPSA/TPSA+PAP
甲状腺	CEA+NSE+TG
鼻咽	CEA+SCC+EBV

◎健康指导

在所有的肿瘤中有 1/3 的肿瘤可以预防，1/3 的肿瘤可以治愈，1/3 的肿瘤可以延长生命。目前，发达国家癌症的诊断与治疗多在早期，并且把一些肿瘤标志物作为某些人的必检项目。

AFP：筛查原发性肝癌。

PSA：50 岁以上男性筛查前列腺癌。

高危型 HPV：筛查宫颈癌。

CA125 超声：50 岁以上妇女筛查卵巢癌。

◎预防措施

研究发现，超过 30% 的癌症相关死亡可以通过生活方式调节和避免危险因素而加以预防。

(1) 戒烟。

(2) 保持理想体重。

(3) 远离垃圾食品。

(4) 避免久坐。

(5) 减少饮酒。

(6) 防治 HPV 感染。

(7) 空气污染严重的天气避免室外活动。

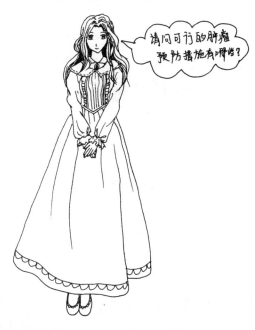

人绒毛膜促性腺素测定

人绒毛膜促性腺素（HCG）是由胎盘的滋养层细胞分泌的一种糖蛋白，它是由 α 和 β 二聚体的糖蛋白组成。

正常参考值：

男性：无

女性孕 7 ～ 10 天 >5.0U/L（>5.0mU/mL）

孕 30 天 >100U/L（>100mU/mL）

孕 40 天 >2000U/L（>2000mU/mL）

孕 10 周 50 ～ 100kU/L（50 ～ 100U/mL）

孕 14 周 10 ～ 20kU/L（10 ～ 20U/mL）

滋养细胞层病 >100kU/L（>100U/mL）

◎异常结果

非病理因素妊娠者 HCG 会增加，随孕周而不同。服用利尿和异丙嗪会使尿 HCG 假阴性，服用抗惊厥、抗震颤麻痹药、安眠药和地西泮会使尿 HCG 假阳性。

病理性增高：见于葡萄胎、绒毛膜癌、生殖细胞肿瘤、卵巢癌、膀胱癌、胰腺癌及肝癌等。

减低：见于流产、妊娠中毒及死胎等。

黄体酮

黄体酮（PROGES）是由卵巢黄体分泌的一种天然孕激素，在体内对雌激素激发过的子宫内膜有显著形态学影响，能维持妊娠所必需。

正常参考值：

卵泡期：0.6~1.9nmol/L

黄体期：20.7~102.4nmol/L

绝经期：＜3.2nmol/L

◎异常分析

应用雌激素和黄体酮会影响检测结果，口服避孕药会使黄体酮减低。病理情况下的增高见于卵巢肿瘤、葡萄胎、卵巢癌、肾上腺产生黄体酮过多和先天性的肾上腺增生症；减低见于妊娠后期的毒血症、卵巢功能减退的闭经。

◎健康指导

肿瘤筛查就是从无症状人群中寻找可疑者。肿瘤标志物检测是肿瘤初筛的有效方法，常用于高危人群筛查。肿瘤标志物异常升高，无明显症状和体征，需进行复查、随访。如持续增高，应及时确诊。

以下症状是癌症的一般信号，但不一定就是癌症，出现后需及时到医院确诊，做到早发现、早治疗。

乳腺癌：无疼渐长性不规则乳房包块。

肝癌：消瘦，长期消化不良，肝区疼痛。

鼻咽癌：涕血或回吸性血痰，单侧鼻出血。

皮肤癌：皮肤角化、皮疹、发硬。

食管癌：吞咽食物时有梗阻感，胸骨后闷胀或胸骨后有烧灼感。

血癌：发热、贫血、出血，是白血病（血癌）的常见症状。

恶性黑色素瘤：黑痣扩大、发硬、溃疡。

胃癌：黑便、无疼胃溃疡。

直肠癌：血或黑便、大便习惯形状改变。

肺癌：40岁以上，干咳、带血。

肾癌、膀胱癌：无疼血尿。

慢性淋巴细胞性白血病或淋巴瘤：无疼，一处或多处淋巴结肿大。

妇科癌症三大典型症状：80%宫颈癌接触性阴道出血；子宫内膜癌绝经后出血或月经不规则；卵巢癌（晚期）下腹部包块。

（李杨　解威）

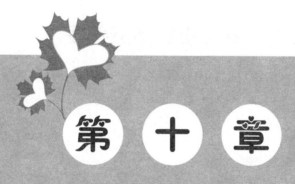

第十章

感染性疾病的检查和其他

人类免疫缺陷病毒抗体的测定

　　人类免疫缺陷病毒抗体（HIV）是引起艾滋病也就是获得性免疫系统缺陷综合征的病原微生物。通过血液、母婴和性传播。

　　正常参考值：（－）

◎阳性结果

　　见于人类免疫缺陷病毒感染患者；单纯人类免疫缺陷病毒检测阳性，为人类免疫缺陷病毒感染患者，如伴有临床症状，可以诊断为艾滋病；人类免疫缺陷病毒一旦感染将是永久带毒者，并成为传染源。

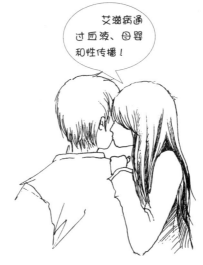

◎健康指导

HIV 患者必须生活作息正常，饮食充足，并注意个人卫生。受 HIV 感染的妊娠妇女，约有 1/4 的机会将病毒传染给胎儿，因此妊娠妇女应接受抗病毒治疗以减少垂直感染，同时也不可以喂母乳。

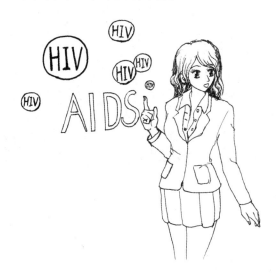

幽门螺杆菌的测定

幽门螺杆菌（Hp）主要经由食物和饮水感染，一般靠近胃黏膜的地方，已被证实为消化系统溃疡的主要原因，也可能与胃癌的发生相关。

◎检查方法及意义

1. 血中幽门螺杆菌抗体检测

正常参数值：（－）

阳性结果：（＋）

由于幽门螺杆菌感染数周后才出现特异性抗体，幽门螺杆菌阴性者血中也可存在交叉反应性抗体（如空肠弯曲菌），且幽门螺杆菌根除治疗后 6~8 个月内甚至几年可持续在阳性水平，故血清学阳性不能完全肯定患者有活动性感染，阴性也不能排除初期的感染。因此，血清学检测不宜作为现症感染或根除疗效评估的标准，主要用于易感人群的筛查及流行病学调查。

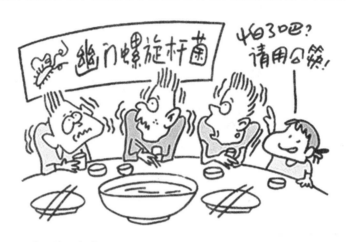

2. C13 尿素呼气试验

正常值：阴性（碳 13 数值：0 ~ 4.0）

异常结果：阳性（碳 13 数值：≥ 4.0）

如果检测结果呈阳性，但无症状发生。这时不用过于紧张，注意随访，选用价格较低和毒性较小的抗菌药物治疗。如果单纯感染了幽门螺杆菌，没有胃炎胃溃疡等症状，平时也没有感觉到胃部不适，只是说明会感染导致胃炎和胃溃疡的几率增大了很多。由于幽门螺杆菌是一种厌氧菌，平时忌食过于辛辣和刺激性的食物，戒烟限酒，这样就会减少胃炎和胃溃疡发生的几率，再配合治疗，问题不大。

另一种检测结果呈阳性。且患有十二指肠溃疡、胃溃疡等症状，这时就要引起警惕了，要积极治疗，达到根治目的。目前四联疗法 7 日疗程的根治率良好，要坚持服完疗程中所有的药物，正规治疗后 1 个月复查，碳 13 检测呈阴性则认为治愈。

3.溃疡切片病理学检测

将胃黏膜活检组织标本固定、脱水后常规石蜡包埋、切片染色、镜下观察，根据幽门螺杆菌的形态学特征进行检测和分析，可以直接观察胃黏膜表面定植的幽门螺杆菌。它是组织学检测的"金标准"。

传播途径：口口传播，恋人之间的亲吻。

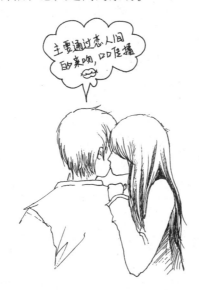

◎健康指导

（1）必须改善饮食及卫生习惯，改善饮水质量，食物、饮水容器加强清洁。更新筷子、口红、牙刷等经口器皿用具，重视口腔卫生与牙齿保健。

（2）饮食方面不喝生水，避免生食，避免太酸、太甜、太辣的食物，多食用含有益生菌的食物，以抑制幽门螺杆菌的复发，避免香烟及酒精饮料，以免加重溃疡症状。

（3）三餐需定时适量，暴饮暴食或三餐过时未进餐均会导致溃疡症状恶化。

（4）尿素呼吸检查前4周，避免服用抗生素和铋剂；前2周开始不可以服用质子泵，以免影响检查。

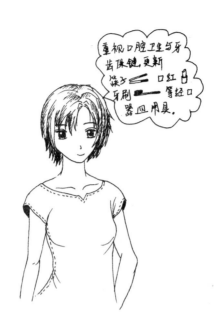

人乳头状瘤HPV

人类乳头状瘤病毒（HPV）属DNA病毒，是一种嗜上皮性病毒，在人和动物中分布广泛，有高度的特异性，长期以来，已知HPV可引起人类良性的肿瘤和疣，如生长在生殖器官附近皮肤和黏膜上的人类寻常疣。

（1）直接性接触传染：这是最主要的乳头瘤病毒（HPV）传播途径。与患有乳头瘤病毒的患者亲密接触时，生长在外生殖器部位的疣体，由于呈外生凸出而且质地比较脆，故表面容易擦破是乳头瘤病毒的传播途径，疣体及表皮组织内的病毒随之脱落接种到性交伴侣的生殖器上，导致人类乳头瘤病毒的感染而发病。

（2）间接传播：次要乳头瘤病毒传播途径，部分乳头瘤病毒患者感染人乳头瘤病毒是通过间接的途径，最常见者为日常生活用品如内裤、浴巾、浴盆等。因此，外出、旅游者一定要多加注意。

（3）自体接种传染：不及时治疗的患者自身乳头瘤病毒传播途径。在临床上发现患有外生殖器或肛门乳头瘤病毒的患者，因其手常接触乳头瘤病毒（HPV）后在手部或通过手传染到身体其他部位皮肤黏膜而引起乳头瘤病毒（HPV）。

检测：HPV基因学检测通常与子宫颈涂片/细胞学同时进行。

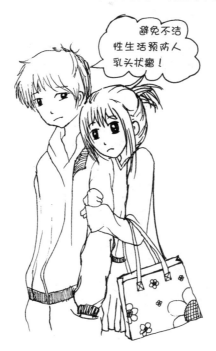

◎就医指导

（1）物理治疗：目的为去除肉眼可见的瘤体和亚临床感染。方法包括激光、微波、冷冻、电灼、手术切除（妇科的LEEP刀等）、光动力疗法等。

（2）药物治疗：0.5%足叶草脂毒素酊、5%咪喹莫特、50%三氯醋酸、氟尿嘧啶软膏等。

（3）免疫疗法：在于减少复发和加快清除病灶，药物有干扰素、白介素、胸腺肽、转移因子、卡介苗、异维A酸、自体疫苗等。

（4）治疗性疫苗：目前还没有有效的治疗性疫苗。

◎健康指导

（1）性生活必须做好安全措施，使用避孕套等。固定单一性伴侣，避免太早（18 岁以前）有性行为。

（2）健身、饮食均衡增加免疫力，保持个人卫生。

（3）最佳的预防方法是定期进行子宫颈涂片检查，只要能早期发现，0 期的子宫颈癌的治愈率几乎可以达到 100%。湿疣通常是由性接触感染，故应要求性伴侣一起接受检查。

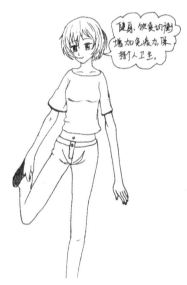

麻疹病毒

患过麻疹的人恢复以后可获得终身免疫力。IgM 抗体用于早期快速诊断麻疹病毒急性感染；IgG 用于诊断麻疹病毒既往感染，对麻疹减毒活疫苗的免疫效果进行检测。

正常参考值：（－）

◎阳性结果

IgM 抗体阳性见于麻疹急性感染、亚急性脑膜炎等；IgG 抗体可见于接种麻疹疫苗以后。

流行性感冒病毒的测定

流行性感冒（简称流感）是流感病毒引起的急性呼吸道感染，也是一种传染性强、传播速度快的疾病。其主要通过空气中的飞沫、人与人之间的接触或与被污染物品的接触传播。典型的临床症状是：急起高热、全身疼痛、显著乏力和轻度呼吸道症状。一般秋冬季节是其高发期，所引起的并发症和死亡现象非常严重。

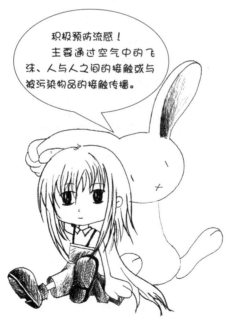

积极预防流感！主要通过空气中的飞沫、人与人之间的接触或与被污染物品的接触传播。

◎流行性感冒的检测

主要包括病毒分离，病毒抗原、核酸和抗体检测。病毒分离为实验室检测的主要方法；病毒的抗原和核酸检测可用于早期诊断；抗体检测可以用于回顾性调查，但对病例的早期诊断意义不大。

◎健康指导

（1）生活作息正常，睡眠充足，营养充分，摄取大量水分。

（2）接种流感疫苗，防患于未然。出入公共场所时戴口罩，并且勤洗手。注意保持居住或工作场所的通风。

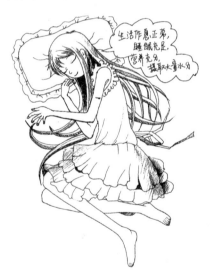

耐药性金黄葡萄球菌的测定

金黄色葡萄球菌培养通常 1~2 天。

快速筛查：MRSA 的抗药性主要来自于其所携带的抗药基因——MRSA

基因，利用分子生物学的技术可以在一小时确立细菌是否为 MRSA 基因阳性。

金黄色葡萄球菌能引起化脓性炎症，如疖、痈等。当细菌侵入血液时，可引起致病性败血症。某些葡萄球菌产生耐热的肠毒素，从而引起食物中毒。

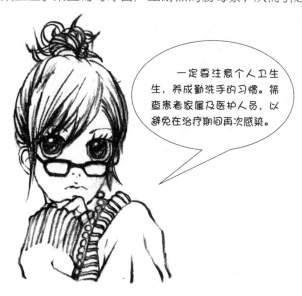

一定要注意个人卫生生，养成勤洗手的习惯。筛查患者家属及医护人员，以避免在治疗期间再次感染。

◎健康指导

由于耐药性金黄色葡萄球菌感染主要通过直接传播，所以身体接触、皮肤有伤口、拥挤环境及个人卫生欠佳，都有可能造成感染。患者的双手如果接触过伤口及分泌物，也有可能将病菌带到身体其他部位。健康人士亦可能成为带菌者。因此，一定要注意个人生活作息，充分休息及营养均衡，养成勤洗手的习惯。筛查患者家属及医护人员，以避免在治疗期间再次感染。

肺炎支原体抗体测定

支原体可引起急性呼吸道感染和肺炎，肺炎支原体抗体是诊断肺炎支原体感染的主要依据。

正常参考值：（－）

◎阳性结果

见于无症状的呼吸道感染、严重肺炎、脑炎、心肌炎等。

◎注意事项

检测时空腹，建议采用不抗凝静脉血及时送检，避免溶血。

肺炎衣原体抗体测定

肺炎衣原体抗体包括 IgM 和 IgG 两类，IgG 用于肺炎衣原体既往感染的诊断，IgM 用于肺炎衣原体的急性感染。

正常参考值：（－）

◎阳性结果

上呼吸道感染性疾病、非典型性肺炎、脑炎、脑膜炎、心肌炎、肝炎、心内膜炎、结节性红斑等。

结核杆菌抗体测定

结核杆菌是引起结核病的病原菌，可侵犯全身各器官，但以肺结核多见，而结核杆菌抗体则是结核杆菌感染人体以后刺激机体产生的针对该病菌的特异抗体。定量测定结核杆菌抗体有助于结核病的辅助诊断。

正常参考值：（－）

◎阳性结果

见于肺结核或者肺外结核，包括胸膜结核、腹腔结核、结核性脑膜炎等。

流行性乙型脑炎病毒抗体测定

简称"乙脑"，是由流行性乙型脑炎病毒引起的中枢神经系统急性传染病。被带有病毒的蚊子叮咬以后，大多数人血液中会携带乙脑病毒，而不出现神经系统症状，很多人因为多次隐形感染而获得免疫力。

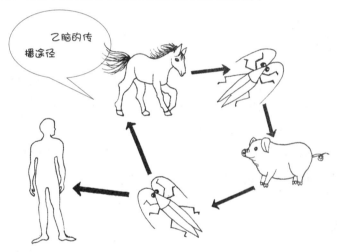

正常参考值：（－）

◎阳性结果

乙型脑炎病毒感染的急性期，在发病后的第 4 天出现在患者的血液中，2 周后 80% 的患者可持续阳性，而后逐渐下降。

单纯疱疹病毒抗体

正常参考值：（－）

◎阳性结果

见于急性疱疹性龈口炎、皮肤疱疹、急性疱疹性角膜炎、急性疱疹性结膜炎、生殖器疱疹、宫颈炎以及急性疱疹性神经系统感染等。

甲型肝炎

甲型病毒性肝炎，简称甲型肝炎、甲肝，是由甲型肝炎病毒（HAV）引起的，以肝脏炎症病变为主的传染病，主要通过粪 - 口途径传播，甲型肝炎病毒抗体分别为抗 -HAV IgM 和抗 -HAV-IgG。

抗 -HAV IgM 阳性：表示急性甲型肝炎病毒感染早期，是急性感染的标志。

抗 -HAV-IgG 阳性：表示既往感染甲型肝炎病毒，几乎终身存在。

◎预防

甲型肝炎病原体主要经类 - 口传播，也可通过血液和分泌物传染。

首先注意日常饮食卫生，这是防止食源性感染的重要措施，烹调一定要将菜品洗净、烹熟；尽量不生吃海产品；吃零食、水果时要注意食品的洁净，饮用开水。其次，要科学合理地安排生活，注意劳逸结合，改善不良的生活方式，提高身体素质和免疫力。第三，要注意疾病的早发现、早确诊、早治疗。

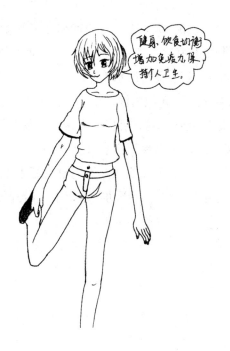

🦠 乙型肝炎

乙型肝炎病毒简称乙肝病毒，是一种 DNA 病毒，属于嗜肝 DNA 病毒科。

乙肝五项检查是用来判断是否感染乙肝病毒，粗略估计病毒复制水平的初步检查。目前国内最常用的乙肝五项检查主要是：乙肝表面抗原 1（HbsAg）、表面抗体 2（HbsAb）、乙肝 e 抗原 3（HbeAg）、乙肝 e 抗体 4（HbeAb）、乙肝核心抗体 5（HBcAb）。

◎健康指导

乙肝病毒感染情况判断如下：

（1）乙肝五项第 1 项阳性，说明是急性病毒感染的潜伏期后期，即病毒携带者。

（2）乙肝五项第1、3、5项阳性：说明感染乙肝病毒，建议进行乙肝DNA定量检查，定期复查肝功；若肝功异常，请及时到传染内科治疗；平时避免劳累，忌大量饮酒，多进食新鲜水果。

（3）乙肝五项第1、3、5项阳性：说明急性感染乙肝病毒，建议进行乙肝DNA定量检查，定期复查肝功；若肝功异常，请及时到传染内科治疗；平时避免劳累，忌大量饮酒，多进食新鲜水果。

（4）乙肝五项第1、4、5项阳性：说明感染乙肝病毒，建议进行乙肝DNA定量检查，定期复查肝功；若肝功异常，请及时到传染内科治疗；平时避免劳累，忌大量饮酒，多进食新鲜水果。

（5）乙肝五项第1、4项阳性：说明感染乙肝病毒，建议进行乙肝DNA定量检查，定期复查肝功；若肝功异常，请及时到传染内科治疗；平时避免劳累，忌大量饮酒，多进食新鲜水果。

（6）乙肝五项第1、5项阳性：说明感染乙肝病毒，建议进行乙肝DNA定量检查，定期复查肝功；若肝功异常，请及时到传染内科治疗；平时避免劳累，忌大量饮酒，多进食新鲜水果。

（7）乙肝五项第2、5项阳性：说明已产生乙肝抗体，不需要治疗，请定期复查，适时接种乙肝疫苗。

（8）乙肝五项第2、4、5项阳性：说明已产生乙肝抗体，不需要治疗，请定期复查。

（9）乙肝五项第4、5项阳性：乙肝感染病毒恢复期，请定期复查。

（10）乙肝五项全阴性：说明未感染乙肝病毒，也未产生乙肝抗体，建议按"0-1-6"方案定期接种乙肝疫苗，并定期复查。

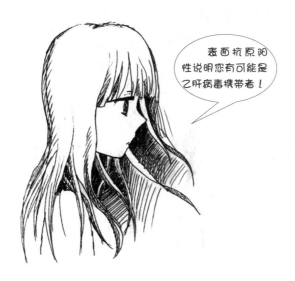

◎生活禁忌

忌酒、烟、辛辣，忌食加工食品，忌劳累，忌情志不畅，忌乱用补品，忌生活不规律。

丙型肝炎

丙型病毒性肝炎，简称为丙型肝炎、丙肝，是一种由丙型肝炎病毒（HCV）感染引起的病毒性肝炎，主要经输血、针刺、吸毒等传播。

①丙型肝炎抗体测定（抗-HCV），一般在发病后 2 ~ 6 个月，甚至 1 年才转阳，故不能作为早期诊断的方法。

②丙型肝炎 RNA 测定（HCV- RNA）：即丙型肝炎病毒的核糖核酸，是 HCV 的遗传物质，是表示体内感染丙肝的直接指标。因其较丙型肝炎抗体出现早，故是丙型肝炎病原学诊断和判断传染性的一项有效的指标。可用于丙肝感染的早期诊断。

①阳②阳　考虑急性或慢性丙型肝炎

①阳②阴　HCV 清除或急性感染后低病毒血症期

①阴②阳　早期急性 HCV 感染，慢性 HCV 感染免疫抑制状态 HCV RNA 假阳性。

①阴②阴　未感染 HCV

◎健康指导

不吃生冷、辛辣、油炸食物，不吃罐头、腌腊类食品，戒烟忌酒。应多吃含高蛋白的食物以及新鲜的蔬菜、水果等。情绪稳定，勿劳累，睡眠充足，以维持正常免疫力。

◎预防

拒绝毒品，使用一次性输液器，减少输血。

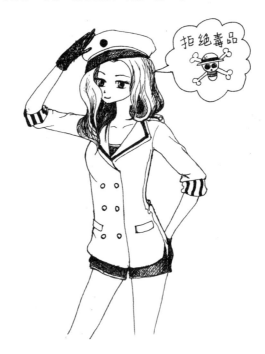

戊型肝炎

HEV 是戊型肝炎的病原体，属 RNA 病毒。HEV 感染引起的症状类似于甲肝，易引发流行，由 HEV 污染的水经粪 - 口传播。其血清学检查一般采用 ELISA 法检测抗 HEV-IgG。

抗 HEV 测定常用于 HEV 感染的诊断。抗 HEV-IGM 阳性是急性感染的标志。抗 HEV-IgM 阳性有助于急性戊肝的诊断，抗 HEV-IgG 阳性而抗 HEV-IgM 阴性提示既往感染

◎预防

与甲型肝炎相同。主要采取以切断传播途径为主的综合性措施。为预防水型传播，主要是保护水源，加强粪便管理；注意食品卫生，改善卫生设施和讲究个人卫生。

梅毒螺旋体

梅毒螺旋体是梅毒的病原体，因其透明，不易着色，故又称苍白螺旋体。梅毒是一种广泛流行的性病，梅毒螺旋体只感染人类，分获得性梅毒与胎传梅毒。获得性梅毒主要通过性接触传染；胎传梅毒由梅毒螺旋体通过胎盘，从脐带血循环传给胎儿，可引起胎儿全身感染。螺旋体在胎儿内脏及组织中大量繁殖，可引起胎儿死亡或流产。

正常参考值：阴性 （-）

特异性抗体及临床意义：假阳性 （生理性的）：常见于老年人和妊娠妇女。阳性 （病理性的）：常见于梅毒感染者、麻风、结核、传染性单核细胞增多症、系统性红斑狼疮、类风湿关节炎、支原体感染、疟疾等。

◎预防

避免不安全的性行为，如有发生则必须使用安全套。

如需献血，要去正规采血点，在献血前需做全面的血液检查，预防感染。

如需输血，需要输血单位出示所输血液的检查证明，防止不必要的麻烦发生。

自己的内裤、毛巾及时单独清洗，不与他人同盆而浴。

在日常生活中多加注意，学会保护和爱惜自己的身体。

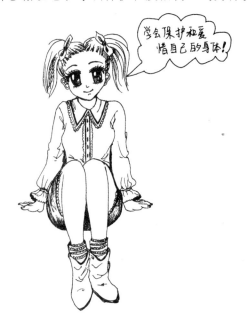

学会保护和爱惜自己的身体！

（郑明娟、解威、丁玲）

轻松读懂化验单——体检结果解读与个人健康管理

参考文献

[1] 牟明威 . 专家教你看懂化验单 [M] . 北京：化学工业出版社，2013.

[2] 韩志陆，陈威廷等 . 化验单一看就懂 [M] . 北京：化学工业出版社，2013.

[3] Dale Dubin，MD. 心电图快速解读 [M] . 蔚百彦译 . 西安：世界图书出版社西安有限公司，2013.